优生优育宝典

——我们的选择

刘靳生

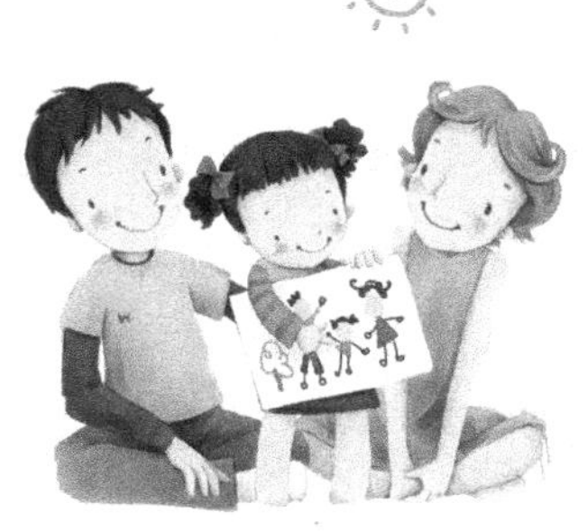

陕西新华出版传媒集团
陕西科学技术出版社
Shaanxi Science and Technology Press
——西 安——

图书在版编目(CIP)数据

优生优育宝典:我们的选择 / 刘靳生著. —西安:陕西科学技术出版社, 2020.10
ISBN 978-7-5369-7696-2

Ⅰ. ①优… Ⅱ. ①刘… Ⅲ. ①优生优育—基本知识
Ⅳ. ①R169.1

中国版本图书馆 CIP 数据核字(2019)第 254124 号

YOUSHENG YOUYU BAODIAN——WOMEN DE XUANZE

优生优育宝典——我们的选择

刘靳生　著

责任编辑	高　曼　孙雨来
封面设计	前程设计

出 版 者	陕西新华出版传媒集团　陕西科学技术出版社 西安市曲江新区登高路 1388 号 陕西新华出版传媒产业大厦 B 座 电话 (029)81205187　传真 (029) 81205155　邮编 710061 http://www.snstp.com
发 行 者	陕西新华出版传媒集团　陕西科学技术出版社 电话(029)81205180　81206809
印　　刷	广东虎彩云印刷有限公司
规　　格	787mm×1092mm　32 开本
印　　张	6
字　　数	120 千字
版　　次	2020 年 10 月第 1 版 2020 年 10 月第 1 次印刷
书　　号	ISBN 978-7-5369-7696-2
定　　价	39.80 元

序言

世间生物，繁衍进化，适者生存，优胜劣汰，几多残酷，更多无奈。作为生物链顶端的人类，因为有意识、能思想，故而一直在探索如何能活得更好，能够胜出而不被同类淘汰。分析胜出的原因，必不可少的两个条件就是家庭的优越和个人的优秀。当然，也不完全排除社会环境和自然因素的影响和左右。过去为了提高生活质量，大部分人都把精力投放在如何选择和规划自己的人生道路上，比较重视后天的因素，认为只要努力了、付出了，就一定能成功。这本无可厚非，但是笔者认为，如果能从提高人的基本素质和生存与生活能力上着手，或许作用会更大，甚至可以起到事半功倍的效果。

本书通过对人类繁殖过程中如何优孕、优生、优育、优教的探讨，旨在告诉人们，后代的智力、体格、体型、容貌，甚至是性格、脾气和能力等，都可以自主选择。也就是说我们不仅能选择人生，还可以选择生人，更可以通过选择生人而改变人生。

由于本书的创意和写作标准在相关学科仅限于普及水平，所以用语行文专业化程度不高，部分数据不够翔实和精准。如本书有幸登上您的案头，请阅后提出宝贵意见予以斧正。更盼有高明建议使本书得以充实、完善和提高。

本书出版发行之日谨向在立意和构思时给予指导和建议的王秉富先生，以及在本书的成稿过程中给予热情帮助的吴晓瑜、程颂、赵建荣、安未坤、刘靳马杨五位女士表示衷心的感谢并致以崇高的敬意。

刘靳生

2020 年 2 月

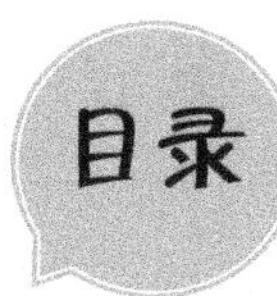

第一章　优孕

第一节　遗传与显示…………………………………………… 2
第二节　怀孕时机的选择………………………………………… 6
第三节　孕期保护的选择 …………………………………… 11
第四节　妊娠纹的发生与防治 ……………………………… 14
第五节　新生儿黄疸的孕期预防 …………………………… 16
第六节　多胞胎孕育的知识及其选择 ……………………… 22
第七节　孕期伤病及诊治用药的选择 ……………………… 23
第八节　有关最佳怀孕年龄的探讨和选择 ………………… 24
第九节　有关妊娠和哺乳对育龄期妇女智力影响的探讨和选择 …………………………………………………… 26

第二章　优生

第一节　生育时机的选择 …………………………… 29
第二节　胎儿发育的选择 …………………………… 30
第三节　产时孕妇状态的选择 ……………………… 31
第四节　分娩方式的选择 …………………………… 33
第五节　分娩时机的选择 …………………………… 35
第六节　生产条件的选择 …………………………… 37

第三章　优育

第一节　新生儿喂养 ………………………………… 44
第二节　哺乳期乳房保健 …………………………… 47
第三节　母乳喂养的正确选择 ……………………… 50
第四节　哺乳期妇女保健 …………………………… 53
第五节　营养因素对优育的影响和选择 …………… 54
第六节　人工喂养的方法和选择 …………………… 56
第七节　在哺乳后期添加辅食的选择 ……………… 59
第八节　在哺乳后期何时给孩子断奶的选择 ……… 61
第九节　睡眠状态对优育的影响 …………………… 63
第十节　小儿健康监护的选择 ……………………… 66
第十一节　小儿性格的选择性培养 ………………… 68

第十二节　选择合适的育儿方式，让孩子的身体更健康 … 72
第十三节　选择合适的锻炼方法，提高孩子的适应力和抵抗力 ………………………………… 74
第十四节　优育过程中对孩子身高和身材的选择 ……… 78
第十五节　后代容貌的选择 ……………………………… 81
第十六节　后代体格和体型的选择 ……………………… 85
第十七节　有关青春期的概念和优育的选择 ………… 91
第十八节　儿童伤病的诊治对优育的影响和选择 ……… 94
第十九节　孩子素质和能力的优育选择 ………………… 117
第二十节　孩子在学习和成才道路上的优育选择 ……… 135
第二十一节　有关优育中几个特殊问题的探讨与选择 … 140
第二十二节　儿童情商培养的优育选择和婚姻、家庭的幸福与否对优育的影响和选择 ………… 152
第二十三节　家庭及家族成员对孩子优育的影响及其选择 ……………………………………… 158
第二十四节　社会环境对儿童优育的影响和选择 ……… 159

第四章　优教

第一节　优教的意义 ……………………………………… 161
第二节　优教的方法 ……………………………………… 162
第三节　有关择校问题的建议与选择 …………………… 167
第四节　学校教育与私塾教育的区别与选择 ………… 169

第五节　少儿远大理想和人生观的树立、培养和选择 … 172
第六节　读书的方法和选择 ………………………… 174
第七节　家长会对优教的作用及其选择 ………………… 177
第八节　有关新的教育方向和教学模式的探讨和选择 … 179

第一章 优孕

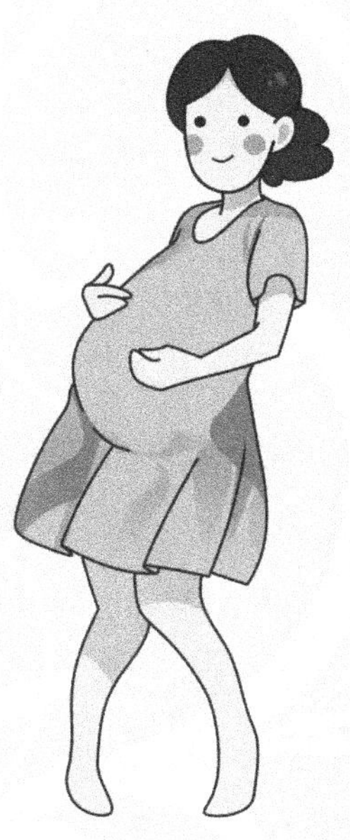

第一节　遗传与显示

生物进化，既是依靠其以蛋白质为原料的基因组的传递来保持固有特征，又是依靠其基因组的改变来提高物种的适应能力。在以前，基因的改变是不以人的意志为转移的，生男生女，生什么样的后代只能听天由命，自己说了不算，想了也没用。但是随着科学技术的不断发展和创新，改变某些基因的技术正在不断涌现和完善，按照前人的愿望选择后代的表达已经是指日可待、触手可及了。

从整个社会的框架和人类的自身结构来说，男女性别的比例应该是相对均衡的。人为地改变和破坏这种均衡，只能会带来灾难性的后果。所以优孕这个专题的研究，应该在优良基因的遗传和显示，不良基因的消除和屏蔽，在如何让受精卵（合子）具备最好的先天条件，尽可能地使后代超越前代上下功夫。众所周知，人类的常染色体（基因）有22对，里面携带了从原始生命开始至今的所有遗传信息。有些信息已经被现代人类明确了其所在的位置，并破译了其密码内容，但仍有很多基因组所处的位置和代表的意义不为我们所知。这些尖端的科研项目自有专业的人员在进行着，我们目前所要做的，就是根据已知的生物进化的历史模式，找到其中我们现在可以掌握和利用的规律，选择其有益的、避免其有害的。这不是幻想，而是客观已经给我们展示的，只不过是尚待有足够的实验数据来证实而已。比方说，后代的容貌为什么有的像父亲、有的像母亲，有的谁也不像，反而随了其祖辈？相信任何一对父母都希望自己的子女比别人的帅气、漂亮，最起码能继承父母的优点，而且最好能集父母的优点于一身。但现实往往不能尽如人意，那么是什么因素决定和影响了人类后代的容貌遗传呢？

在现实生活中，我们经常可以看到这种现象：一般来说，父母都比较漂亮的，其子女大部分也都漂亮。但如果父母只有一个长得漂亮，那么后代就不一定理想了，有时恰恰就随了丑的那一个。为什么后代会选择性地继承呢？能不能让后代继承比较漂亮的那个人的容貌呢？怎样才能让后代按我们的愿望选择性地继承呢？

作者观察和随访了一部分比较典型的家庭，发现了这样一个规律：就是在准备受孕期间，也就是说在怀孕之前的一段时间和受孕时，如果父亲的生理和心理状态都明显优于母亲，那么后代的容貌和其他特点就随父亲的多；而如果在那段时间母亲的生理和心理状态都明显优于父亲，其子女的容貌特点就随母亲的多。照此推理，如果想让孩子随其中的一个长辈（亲代），就应设法让他或她在受孕前和受孕期间创造和保持一个最佳状态，以使他或她的遗传基因能在孩子身上得到更充分的展现。我们可以把它称为“强势基因的选择性遗传”。

另外，有关后代的智力和体格的遗传选择，也在这里顺便进行探讨。根据作者多年的观察和分析，又找到一个这样的规律：在一般情况下，父辈的智力将明显影响其子女，而母辈的体格和体型则更容易遗传给后代。也就是说，孩子继承的是父亲的智力和母亲的体格与体型。

作为一个男性，他的智力基因组所包含的质量和数量信息，在他本人出生之前都是继承和来源于他的前辈。而在这以后，随着社会生活的开始，特别是学习的深入，他接触到的知识越来越多，基因存储的数量和质量也在不断提高。一般在35岁左右，如果他是一个体力劳动者，那么他的智力基本上就达到了他这一生中的顶峰了，以后增长的速度会明显减慢，而且会越来越慢。但如果他是一个脑力劳动者，只要不出现导致脑功能障碍的情况，那么他的智力将会随着年龄的增长越来越提高。而作为一个女性，她体格体型的遗传展示在她的一生中是基本不变的，但向后代遗传的最佳时期则集中表现在15～25岁之间，在这个阶段孕育的孩子体格最好，而且一般无难产之虑。所以说，要想生一个既聪明又健壮的后代，最佳的孕育年龄应该是父亲在30～35岁，母亲在20岁左右。

在受孕的选择上，除了性别、容貌、智力与体格外，相信大家还有一个非常关心的问题，那就是疾病与健康。而且在很多人的心目中，这个问题可能会比其他的选择更重要。我们知道，一些先天性疾病都可能与遗传有关。有些则是在孕期由于受到营养、疾病、代谢、中毒、污染等方面的影响，导致胚胎某些组织或器官的发生发育缺陷，造成了出生时即有的各种各样的不同程度的畸形和功能障碍。严格来讲，这些虽然都属于先天性疾病，却不是由于遗传造成的。因为遗传性疾病是指由于亲代的致病基因携带和展示所造成的子代在其生命过程中不可避免的疾病表现，而且这些致病性遗传基因早在生殖细胞的染色体中就已经存在了。因此，要想有效地预防和避免其在子代生命中的展示，就必须从基因水平上来发现、屏蔽和消除。

目前人类的医疗水平还不能够完美地解决这一问题，能做到的就是在孕前和孕期检测诊断某些与遗传有关的疾病，一旦发现和确诊后，建议其避孕或是有选择地终止某次妊娠来避免有遗传性疾病的婴儿诞生，以期杜绝这些疾病继续向他们的下一代遗传。有些遗传性疾病还可以通过禁止近亲结婚来避免。但由于人们的知识水平低下，加之婚姻登记机关的工作人员不负责任，近亲结婚这种现象还在发生。

因此，有效地避免和杜绝遗传性疾病的出现，真正实现人们理想的优孕，还将是一个漫长而艰巨的过程和任务。这不仅需要科技人员的攻关，医务人员的把关，更需要广大人民群众文化素质和认知水平的过关。这些不是光靠科普宣教就能实现的，应有相应的法律法规来制约婚姻当事人的随意行为和婚姻登记机关人员的不负责任。

第二节　怀孕时机的选择

相信很多生过孩子的朋友们都有这样的体会：在不同的时机怀孕，对整个围产期内的孕、产妇和胎、婴儿都有不同的影响。有些是有利的，有些则是有害的，有些甚至是贻害终生的。然而，这些利害关系的影响并不被每个人都了解和关注。大部分人对此茫然无知，认为这些都是应该的、不可避免的，孩子什么时间来到这个世界上是由上天注定的，反正大家都这样，因此导致了家庭经济负担的增加，甚至使母婴身体遭受了不必要的痛苦和疾病。

一般情况下，在结婚前后的一两个月内不宜怀孕，因为这个时期夫妻双方主动和被动接受烟酒刺激的机会比较多，再加上因筹办婚礼而造成的身心疲惫，状态不佳，会明显影响生殖细胞的质量和数量并进而影响受精后胚胎的发育。另外，最好别赶在一年中最热的月份生孩子，因为此时为了能让母婴顺利地过完"满月"，必须给她们创造一个舒适的小环境，这就必须另外拿出一部分财力、物力和精力来创造这个小环境。而由于妇女的身体在人生中这一特殊阶段特别虚弱，适应能力明显下降，保证和维持她们的健康状态比平时困难得多，稍有不慎就会出现不适和导致疾病。也别赶在一年中最冷的季节生孩子，到时候大人还好说，躺在被窝里吃饱穿暖，事还少点儿。只可怜那个刚出生的孩子，穿少了冷，穿多了热，每天还毫无规律地不知什么时候一会儿拉了，一会儿尿了。尿布如果换晚了轻则哭闹不止，重则淹了小屁股发生湿疹和皮炎，换早了他还没排泄完免不了要多冻一会儿，所以每次换尿布或衣服时都得给这个弱小的生命提供一个温暖舒适的环境。冬有暖气、夏有空调固然理想，但恐怕不是每个家庭都能具备的。那么，什么时候生孩子既省钱省事省工夫，大人孩子都不用受罪而且还能做到优生呢？

大家都知道，人类的孕期是 266 天左右，如果从末次月经开始算，就是 280 天，即临床所说的十个“产科月”，相当于按公元计年的 9 个多月。按照这个天数来预期，就能基本把握和选择生孩子的时机，人为地避开最冷、最热或者说是家里最忙的日子，而且还可以安排在家人和长辈们认为吉祥月份出生。但是，从优孕和优生的角度来讲，更多地应该考虑什么时候生的孩子质量更高一些。因为不同时期孕育的孩子对他们自身将来的智力和体格的发育会有不同程度的影响。所以，正确地选择怀孕和生产的时机也是优孕这个课题所要讲的内容。

我们先从孕期营养的角度，按照不同孕期所需营养的结构来探讨何时怀孕、何时生产。一般来说，早孕期（在怀孕以后的前 3 个月）正是胎儿各种组织和系统、器官的发生时期，这个时期需要的是数量不多但门类广泛的各种营养物质，某些特需物质如叶酸的缺乏可造成胎儿神经管的发育障碍，严重的甚至可引起死胎或早产。而这些特定的营养物质不是每种食物里都有的，一旦不能及时足量地给予，那么所造成的损害则是难以弥补的。

怀孕期的中3个月是已经发生的各个系统和器官开始发育长大并出现功能的时期，此期需要大量的蛋白质。因此，足量的高蛋白营养是必不可少的，前提是孕妇必须能吃得到、吃得进。后面的3个多月也就是孕晚期，这个时候是已经基本发育好的各个系统的各个器官形体长大和功能逐步完善的阶段，也是皮下脂肪逐渐丰满的时期，相对来说对营养物质的需求就不那么严格了。因此，想要给孕妇和胎儿创造一个非常有利的生态环境，就必须考虑到各种因素，尽量争取那些有利的条件，避开那些不利的影响。

根据作者多年来的观察和比较，发现在每年的六七月份怀孕，第二年的三四月份生产是最好的选择。因为这正是各种蔬菜和瓜果以及其他副食丰盛的时期，对于孕妇获得各种各样的营养成分提供了充足的机会和有力的保障。随着时间的推移，气温先高后低，孕妇也到了中期妊娠阶段，正是需要摄取高蛋白食物的期间。这时候含蛋白质和脂肪较高的动物类和植物类食品也都到了收获的季节，能给孕妇提供足量的高蛋白食物，加之气候凉爽，人们的食欲也逐渐增强，正所谓天时地利人和都有。后3个月到了冬末和春天，属于晚妊阶段，这时的孕妇逐渐行动不便了，加之为了保暖穿得又厚，活动量越来越少，对高热量饮食的需求越来越低，所以饮食数量必须减下来并给予控制。原则上以孕妇在饭前无明显的饥饿感为上一餐进食数量的标准。而且饮食结构也必须进行调整，以杂粮和蔬菜为主，尽量争取把胎儿体重控制在3000克左右为宜，这样在生产时对产妇和胎儿都有好处。

从生物进化的规律来讲，优孕的基础和前提是亲代的遗传基因优良，虽然也有突变因素，但毕竟很少。分布在世界各地的人类，由于受进化时间的早晚、进化过程的快慢、气候、地理位置和生态环境的影响，衍生出了不同肤色、不同语言、不同体型的各种不同的种族，其生存能力、生活能力和进取能力也出现了明显的差别。随着一代又一代的繁衍和进化，整体素质较强的种族其遗传基因得到了进一步的巩固和强化，在政治、经济、军事、文教卫生和体育等各个领域都展现出明显的优势，甚至连容貌和体格也都是其他种族为之羡慕的。以至于有些国家的开明政府为尽快改善本国民族的某些劣势遗传，充分利用生物通过杂交可以改良品质的理论，鼓励本国民众与其他优秀民族通婚，借以把其优良基因移植到自己下一代的染色体内，逐步改善本民族的整体素质。而且，经过近几十年的不懈努力已经取得了明显的效果。

一个不争的事实是，有些偏远地区少数民族部落里的土著人，被那些愚昧无知的酋长和头人们统治着，为了不让外来民族同化，坚持族内通婚，有时甚至出现表兄妹或姑姑侄儿结婚的怪现象。长此以往，造成该部族人种素质和体质逐渐下降，最终走向没落和灭绝。这就是近亲结婚导致好基因得不到输入，坏基因不断遗传的结果。大量的历史资料证实，血缘关系越远的人结婚，其后代获得遗传性疾患的机会就越少。丝毫没有血缘关系，男女双方离得越远，居住环境差别越大的人结婚，其后代质量也就越好，而和优秀种族结婚的人生的孩子则更优秀。随着人类文明的推进，人们认知水平的提高和科学技术的不断研发，封建落后而又闭塞的族内通婚将被永远淘汰，不同国籍、不同种族、不同信仰的人自由结婚将会成为时尚，全人类的整体素质也将会大大提高。

所以，建议年轻人选择配偶时一定要注意，首先是不找同姓的人，因为同姓的人有可能“五百年前是一家”。其次是尽量别找住得很近的人（特别是在农村地区），因为很有可能双方就是“拐着弯的亲戚”。要对择偶目标进行细致的调查，认真的筛选，周密的考虑，严格的把关，尽量选一个合格的对象，为能孕育一个优秀的下一代做好充分的准备工作。最好是通过咨询有关专家和医生，首先明确自己本家族的遗传劣势，有针对性地挑选那些在这方面有明显优势展现的适龄青年。为了能获得他（她）们的优势基因以改良自己家族的后代，可以而且应该勇敢地毫不犹豫、毫不吝惜地放宽其他择偶条件以图成婚。只有这样做，经过几代人的努力，才能把自家的劣势遗传纠正，进入良性遗传的正确轨道。然而这些事情说起来容易，但真要付诸实施可就难了。那些封建的、传统的、保守的、落后的各种观念都会站出来横加阻挠，七大姑八大姨、同学、同事、朋友也都会以各种理由各种说教轻则苦口婆心，重则施加压力让你选择不成。先别说外人干涉与否，你自己有这样的意识吗？有这样的勇气吗？有这样的能力吗？有这样的条件吗？很多人往往不是知难而退，就是半途而废了。年轻的朋友们啊，这可是关系到你们自己家族和下一代的大事啊！酿下美酒自己喝，种下苦果自己尝。将来的荣辱苦乐别人既不能与你分享，也不会与你分担。因此，不管是从长远还是从眼前，都应该把优孕重视起来，要“未雨绸缪”。

优孕的问题除了选择合适优良的亲代基因以外，如前所述，受孕时的状态也直接或间接地影响着各种遗传基因的展示。另外，在怀孕前就存在的疾病和营养状况，以及不良的生活习惯等也都会对生殖细胞产生或多或少的影响。孕期如果接受X线和离子辐射或经常接触有毒有害的物质，以及不良的情绪反应等还会直接影响胚胎的发育。这都是每个准备生孩子的家长朋友们应该注意的。必须及时做出正确的选择，才能更有效地避免先天性遗传性疾病和畸形的发生。

第三节 孕期保护的选择

前一节我们提到人类从孕卵着床到胎儿娩出，整个孕期需要266天左右。受精卵（合子）在向子宫移行的过程中就已经开始分化发育。在进入子宫内膜后，绒毛组织（胎盘）开始接受母体营养。而在这之前的胚胎组织其发生和发育基本上都是自己完成的，外界作用于母体的各种因素并不直接对胚胎造成影响，比如说用以治疗疾病的某些药物以及与其相关的一些诊疗措施和方法。但所处的环境则不然，比方说有害射线，假如其强度足以使母体生殖系统受损，那么里面的胚胎组织也就难免会被累及了。

一般情况下，在受精卵着床后随即就会逐渐发育出胎盘绒毛组织，扎根于已经做好受孕准备工作的子宫内膜，并从中汲取自身发育所必需的各种营养物质而逐渐长大，这时候母亲身体的饮食、疾病与因其所摄入的药物就可以有选择地作用于胚胎组织而影响其发育过程。合理的、有益的、适量的物质不影响并且能促进和改善胚胎发育；而有害的以及超量的物质则可以干扰或损害胚胎组织的正常发育。所以，做好孕期保护同样是优孕课题中不可或缺的重要环节。试想，无论我们前边的措施和努力以及做出的各种选择再好、再多、再正确，如果胚胎在发育过程中受到伤害，轻则残疾，重则流产，岂不是前功尽弃、得不偿失吗？那么，如何才能有效正确地做好孕期保护呢？作者认为主要从以下两点出发去努力实行。

孕前保证母体处于最佳状态，其中包括孕前查体，慢性疾病的积极治疗并争取临床痊愈。急性疾病的主动预防主要是指提高机体对有害侵袭的适应性和耐受性锻炼，以及尽量避免致病因素的侵袭机会（如不良生活习惯的革除，有害环境的脱离，明显影响健康和怀孕的工作给以调换或终止)，还有安全意识的增强等都是必不可少的。另外，还要努力协调好与其他家庭成员之间的关系，创建一个温馨和谐的家庭氛围，减少孕期情绪剧烈波动也是非常重要的。

孕期生活规律的合理安排、饮食种类和数量的主动调整，以及不可避免的已经发生的伤病的积极治疗，对妊娠有危险药物的严格控制等，都是在孕期避免某些先天性疾病发生甚至难免流产的重要环节。做得好直接明显地减少和降低先天性疾病发生和难免流产的概率。例如在饮食结构和数量掌控方面做得不好将会造成产妇和胎儿因顺产条件不足而导致难产，第二产程延长就有可能造成胎儿因宫内缺氧引起因不同程度的脑瘫。助产造成产伤，剖宫产增加了孕产妇的风险和痛苦以及新生儿的缺憾。这些都与优孕的宗旨背道而驰。再比如孕期急性伤病的预防和已经发生的伤病的合理治疗，做得好和做不好对优孕有很大的区别。大家都知道，孕晚期的妇女本身已行动不便，如果再不增强安全意识，不管是碰撞、挤压和摔倒都有可能使胎儿“坐不稳金銮殿”，一旦出现流产，那么前期所做的各种努力和付出就都白费了。且不说精神上的打击和痛苦一时半会儿难以平复，单就身体上的创伤短期内也难以养到孕前状态。老百姓都知道“小产胜过大产”，就是说不正常分娩的早产其危害性明显多于足月妊娠分娩。当然，那些原本就有子宫疾患或是胚胎死亡等其他各种自身因素导致的流产不在这个范围之内。但如果做好孕前检查，及时发现并治愈那些可能造成难免流产的疾病，以及在孕期采取有效的保护措施，却是能够避免和减少流产机会的。而且不管属于哪种情况，不期而遇的流产过程中造成的生殖器官损伤和炎症等都会损害孕妇的健康，甚至或因大出血而危及生命。

第四节　妊娠纹的发生与防治

大部分妇女在生过孩子之后，腹壁上都会留下或多或少难看的“妊娠纹”。对于这些妊娠纹，一般女人都会认为这是正常现象，不可避免的。但也有少数爱“美”的人经常变着法地企图消除。有吃中药的，有抹药膏的，甚至还有去针灸推拿拔罐子的，但大部分情况下都没有效果或收效甚微。有些皮损少的、浅的，时间长了慢慢习惯也就见怪不怪了，但对于那些又深又长、弯弯曲曲、一圈儿又一圈儿的紫红色或蜡白色的皮损，不光别人看着不好看，自己看着也不顺眼。那么，如何去预防和治疗这些让人难堪、令人讨厌的妊娠纹呢？这先要从妊娠纹发生的原因和过程说起。

人的皮肤分为两层，第一层为表皮层，第二层为真皮层。皮肤内没有血管，其营养是由皮下组织里的循环系统来供应和维持的。全身的皮肤依所在部位和受摩擦受挤压的程度不同，其厚度也不同。决定其厚度的主要是表皮层。皮肤组织在人的一生中都有生长能力，青少年时期最强，成年以后皮肤的生长能力逐渐减退。一般情况下，皮肤的表面积会随着其所包被的全身或局部的体积不断增大而自动增殖延展，使其始终覆盖皮下组织并留有余地。但表面积增大以后的皮肤组织不会因其所覆盖和包被的组织和器官的皱缩及变小而恢复到原来的状态，也就是说不能随着变紧，所以就出现了胖人变瘦和进入老年后总体积变小时皮肤松弛的情况。反之，如果皮下组织或器官膨隆的速度超过皮肤增长和延伸的速度，局部的皮肤（主要是真皮层）就会出现不同程度（长度、宽度和厚度）的断裂。比如在人的突然肥胖、快速长高、妊娠、腹水等状态下，都可以使明显膨大增粗的部位表面皮肤的真皮层出现断裂纹。发生在妊娠期妇女腹部的断裂纹就叫作“妊娠纹”，其出现的时间和数量与腹部膨隆的速度和大小成正比。断裂处的真皮组织以后被结缔组织以瘢痕的形式修复替代，妊娠纹由初期的紫红色逐渐变成蜡白色而永久保留。从现代医疗水平来说，除了把有妊娠纹的皮肤整块切除，其他有关消除妊娠纹的方法和企图都不会收到明显的效果。最好的办法就是预防它的发生，而且是可以有效预防的。

前面提到过，人的皮肤是有增殖能力的，是有弹性的，它会随着皮下组织的生长和膨大而自动扩展自己的表面积。但是，它自身的生长是有规律的，是一个逐渐缓慢的过程。只有皮下组织和器官的膨胀速度过快，超过了皮肤增殖和延展的能力，才会出现真皮层的断裂。所以，要想避免这种情况，就必须主动控制皮下组织和器官的膨胀速度和体积。单就妊娠来说，只是在中、晚期腹部膨隆的才最快最明显。从优孕的角度讲，我们应该设法控制胎儿的体重和体积，亦即在不影响其整体发育的前提下，尽量减少胎儿脂肪组织的增长和沉积，特别是皮下脂肪厚度的增加。妊娠期母亲的正常饮食完全能够满足胚胎发育的需要。因此，孕妇应该做到饿了才吃，饱了就停。不能盲目地认为光自己吃饱了不行，还得给肚子里的孩子再吃点。岂不知这样做的结果只能是因营养过剩而造成孕妇和胎儿的肥胖，腹部增大太快，超过了皮肤的增殖和延展能力，导致了妊娠纹的出现。

所以，在此奉劝那些准备怀孕和已经怀孕的妇女，怀孕以后一定要严格控制饮食，在妊娠的早、中、晚期分别选择不同的饮食结构和数量，争取在临产时体重净增长不超过 10～15 千克，腹部膨而不隆或隆起不明显。婴儿出生时体重（根据产妇体格和体型）严格控制在 3500 克以内。孕妇体型超瘦小的，孩子体重也应相应减少，只要不低于 2500 克，就不会影响以后的生长和发育。对于已经形成的妊娠纹，如果同时伴有腹壁松弛，最好请外科大夫给予手术治疗，而且最好是请整形或美容外科的大夫做手术才是上策。

第五节　新生儿黄疸的孕期预防

新生儿黄疸这种情况有轻有重，轻则不用管它过几天就自已消退了，重了必须到医院小儿科专门诊治，否则会有生命危险。所以，及时有效地预防新生儿黄疸的发生是非常重要的。这种病虽然是在生后三五天发现，但其实早在孕期就已经埋下隐患了。新生儿黄疸的病理基础是由于胎儿出生后其血液内的多余红细胞失用性分解而造成血中胆红素相对或绝对升高，超过了肝脏代谢的能力引起的皮肤和黏膜黄染。大部分细心的家长都曾经发现并经历过这种现象:你的或别人的宝宝在出生后的1~3个星期内，皮肤和白眼球会有不同程度的黄染。一般生后三五天出现，足月新生儿在一周内达到高峰，然后逐渐消退(早产儿黄染较重，出现较早而且消退延迟)，对孩子的健康状态和发育没有明显的影响。但是也有一部分患儿因黄疸过重而出现了明显的症状，留下了永久的残疾。大部分家长对这种情况不了解或知之甚少，有的大惊小怪，有的则漠不关心，直到患儿发生了典型的“胆红素脑病”，出现了发烧，尖声哭叫，颈项强直或呼吸暂停，循环和呼吸功能急剧恶化的情况时才大惊失色。但是到了这一步，已经明显地影响到孩子的健康和正常发育，甚至还会留下不能治愈的后遗症。所以敬告各位家长一定不能马虎和掉以轻心，必须引起足够的重视，密切观察，及时治疗。

那么，新生儿黄疸到底是怎么回事，作为普通的老百姓又该怎么预防呢？下面的章节会以科学普及的程度和方式尽可能地给大家提供相关的帮助和选择。

黄疸是一般新生儿中最为常见的现象和疾病，也是医学界在有关学术问题上争议比较多的问题之一。尽管绝大多数的新生儿黄疸预后良好，但由于未结合胆红素对中枢神经系统有潜在的毒性，所以一旦处理不及时或不恰当而延误治疗，可对身体健康造成很大的危害。血液中的胆红素主要来源于多余红细胞的分解，在一般情况下，胆红素可在肝脏内经过加工后从大小便中排出。正是由于身体这种功能的正常存在，所以血中胆红素可以维持在一个不影响健康的范围内少量波动。如果因为胆红素生成过多（如新生儿溶血造成的红细胞大量破坏）或胆红素排泄减少（如肝功能不全，肠道功能障碍等）造成血液中的总胆红素升高，而其中的未结全胆红素（又叫游离胆红素）就会从血液中进到组织内引起全身各组织的胆红素浸润（黄染）。尤其是进入中枢神经系统组织中的胆红素危害更大，特别是对脑的神经核区域（功能区）的破坏可造成不能治愈的诸如感觉性听力丧失，眼球运动障碍和肢体定位平衡障碍（又称为共济失调）。

胆红素对中枢神经系统的各种损害医学上称为“胆红素脑病”，亦称“核黄疸”。它的临床表现（比较典型的）分为四期，即警告期、痉挛期、恢复期和后遗症期。前三期又称为“急性胆红素脑病”，第四期称为“慢性胆红素脑病”。第一期的患儿主要表现为嗜睡，肌肉软弱无力，吃奶时没劲，喂饱的时间明显延长（吃得慢了）。进入第二期时开始发烧，同时伴有肌肉紧张（就是老百姓说的“抽筋”）。患儿尖声哭叫，头向后仰，医学上称为

“角弓反张”。第三期通常发生在患病 1 周以后，孩子身上的肌肉又开始逐渐变软，抽搐减少或停止，代之以肢体软弱无力，很少活动。那些出生时体重较轻的新生儿发生胆红素脑病时，通常缺乏上述典型症状，而直接表现为呼吸暂停、心动过缓和呼吸循环功能急剧恶化等。病情凶险，临床死亡率比较高。第四期即所谓的慢性胆红素脑病期，也就是“核黄疸后遗症期”，可有典型的演变过程。一般第一年主要表现为肌肉软而无力，喂养困难和尖声哭叫，颈部常出现强直，运动功能发育迟缓。其余的如共济失调（肢体协调功能障碍和不自主运动等，统称为“锥体外系功能障碍”），听觉异常，眼球向上运动受限和牙釉质发育不良等，一般在 1 岁以后甚至更大些才出现相应的症状和体征。有些急性期不明显的新生儿患者，也可以直接出现轻度的运动功能障碍或认知功能异常等后遗症。

前面讲过，这种病的起因主要是新生儿血液中的胆红素急剧增多造成的。而血中胆红素的主要来源就是新生儿体内那些多余的红细胞的破坏和分解。那么，新生儿体内那些多余的红细胞是从哪里来的？怎么会有多余的红细胞呢？这还要从胎儿在母体内的特殊环境说起。

胎儿在母体内发育时其机体生长代谢所需要的氧气是由胎盘供给的，而供给胎盘的血氧来自子宫动脉。那两条细细的子宫动脉不仅要满足孕妇内生殖器官自身的营养需要，还得满足逐渐长大的胎儿的营养需求。而氧气必须得和红细胞中的血红蛋白结合后才能输送到需要的地方，并且由于生活在子宫内的胎儿不能自主呼吸大气中的氧气，只能从胎盘血液中的红细胞那里获得，但是胎盘血中的氧分压远不如大气中的高，所以就像生活在高海拔地区的居民一样，在大气中氧分压比较低的状态下，只能靠增加血液中红细胞的数量来获得足够的氧气供应。因此，未出生的胎儿血液中红细胞的数量明显高于生活在宫外大气环境中的人群。

可是一旦胎儿出生离开子宫，剪断脐带，实现了自主呼吸以后，由于大气中氧含量明显高于脐带血，所以原先储备在胎儿体内的红细胞就用不了那么多了，就会被机体自主分解淘汰。随着多余红细胞迅速地崩解，血液中的胆红素必然很快升高，一旦超过自身(肝脏)的排泄能力，就会从血液中浸润到组织内，导致黄疸的出现。因此，如果我们能够人为地逐渐从早期就开始控制胎儿血中红细胞增长的速度，特别是孕后期胎儿血中红细胞的数量，使其尽量接近或略大于出生后维持自主呼吸时所需要的标准，那么，孩子出生后的胆红素就不会迅速而明显地增高了，就可避免和减轻新生儿黄疸发生的机会和危害。

再者，胎儿血中红细胞之所以格外多，是因为他处于一个较低氧分压的环境而采取的一种代偿性的适应措施。如果我们能有效地提高孕妇血中的氧分压，使其供应子宫和胎儿血液中的氧含量增加，足够满足其代谢和增长的需要，胎儿还有必要再制造多余的红细胞吗？这虽然只是个设想，但已在临床实践中被间接证实。比方说当孕妇在孕中、后期因为自身贫血、多胎妊娠或其他因素在产前体检时被告知胎儿宫内缺氧，医生会要求她们经常到有条件的医疗机构定时或不定时地吸氧。还有一些家庭条件好、有自我保护意识的孕妇会主动从孕中期就开始在家里经常吸氧，随访观察她们生的孩子出现新生儿黄疸的概率明显降低。就是有也很轻微，不足以导致胆红素脑病的发生。

因此，建议那些有生育要求或已是准妈妈的家长们，尝试着从孕中期开始，在取得孕检产科医生的同意和指导下，经常定时或不定时地到有条件的医疗机构吸氧，平时多在阳光充足的绿叶植物丛中逗留，有意识地提高自身血液中氧气的含量。这样不仅对腹中的胎儿有利，对自己的身体健康也是大有裨益的。有条件有机会的时候，再到医院里抽血检测几次氧分压，观察和对比一下吸氧前后的变化和差别，为今后的吸氧机会、次数和时间提供参照就更好了。记住，通过孕期吸氧来预防和降低新生儿黄疸及其所带来的危害，一定要在孕检时取得产科医生的支持和指导，有的放矢地进行，切不可闻风而动，无知起哄。而且一定要在生完孩子后继续坚持再吸一段时间，并逐渐减少其次数而慢慢过渡到孕前状态（可以到医疗机构检测一下自身的红细胞和血红蛋白的数值，当它们都在正常范围以内）的时候，才能停止这种额外的吸氧措施。

第六节　多胞胎孕育的知识及其选择

多胞胎妊娠首先要从人类孕育的最初阶段——受精卵开始说起。大部分的人可能知道，人类的两个卵巢在一般情况下，是每月轮流发育成熟一个卵泡，里面的卵子排出后被同侧的输卵管伞端收集到输卵管内。在输卵管壶腹部完成受精以后，一边发育，一边移行到宫腔内植入，在各种条件都具备的前提下分化出胚胎的各种组织并发育成胎儿。

卵子受精后的分化过程中，在一些特定因素的作用下，其遗传基因可以再复制分裂一次，并按照遗传程序分化出两个相同的胚块，最终发育成两个胎儿，这种情况叫单卵双胎。单卵双胎的胎儿其性别和血型是相同的，模样也极为相似，在大多数情况下体型大小也差不多。有的在发育过程中因其共用一个胎盘吸取营养物质并完成代谢，如果出现了"双胎输血综合征"的情况时，可出现两胎大小及体重的明显差别。

还有一种情况就是，由于在孕前体内的血清促性腺激素水平比较高，再加上其他诸如遗传、种族、营养、年龄和季节等因素的影响和参与，就可能出现左右两个卵巢各自排出一个或以上的卵子，或一个卵巢同时有两个以上卵泡发育成熟并排出卵子，如果都能受精着床就会出现双卵（或多卵）双胎（或多胎）的情况。此时如果孕妇身体状态允许，整个孕程没有影响胎儿发育的因素，就能一次生出双（或多）胞胎。但是在这种情况下孕育的几个胎儿其性别、血型和容貌会出现明显的差别和不同，概率等同于一般的兄弟姐妹。

与单胎妊娠相比，多胞胎的足月产率和新生儿的健康指数都比单胎低，但围产期风险和胎儿死亡率却都比单胎高。因此，对于双胞胎和多胞胎的正确想法和做法应该是“可遇而不可求”。

第七节 孕期伤病及诊治用药的选择

人类在整个生命存续期间，随时随地都可能有伤病发生。而且在一般情况下只要发生了伤病，人们都会选择及时诊疗。有的人可能会超量用药，就是希望能早点儿康复；有的人甚至会超范围检查，就怕漏下什么毛病。但是如果伤病发生在孕妇身上，麻烦就大了。

多数孕妇和家庭的普遍选择，是能不检查的就尽量不检查，能不用药的就尽量不用药，甚至连医院也不去，就怕伤着肚子里的胎儿。但结果适得其反，往往贻误了诊疗时机，酿成大病导致畸胎、流产或不得不人为地终止妊娠。究其原因就是，文化程度低下和对于孕育知识的茫然无知或自以为是。当然，发生伤病时孕妇和家人能做到慎重对待，不盲目地检查和用药是应该的，但前提应是在医务人员的监督和指导之下。而自以为是地不诊治或乱诊治都是不可取的。

正确的选择是一旦发生了伤病，就应该及时到医院就诊，找专业人员治疗，既可以解除孕妇的痛苦，又能最大限度地保护胎儿。临床医生在给她们诊治时已经考虑到妊娠的存在，对诊治措施和药物使用的利弊都进行了权衡和选择。而且不是所有的药物都对胎儿有害，也不是所有的药物都能被胎儿吸收，因为并不是给孕妇应用的所有药物和治疗措施都能直接作用于胎儿。况且孕妇和胎儿之间的血液不是直接流通的，而是存在着一个“胎盘屏障”，它可以选择性地滤过某些物质和阻断某些物质进入胎儿血液循环以实施对胎儿的保护。

所以，孕妇有了伤病应该尽快诊治，毕竟母亲是本胎儿是末，只有孕妇好了才能更有效地保障孩子的安全和健康。

第八节　有关最佳怀孕年龄的探讨和选择

在整个的生物界进化中，我们发现了一个很普遍的规律，那就是越原始的生物其生命力越强，而在植物栽培的过程中也证实了越小的幼苗移栽时越容易成活。

单就生命力和生存能力来说，人与人之间也是存在着千差万别的。有些是量的差别，有些甚至就是质的差别。也就是说个体之间的生命力和生存能力并不是完全一样的，而是有强有弱有大有小的：同样的打击，有的能造成伤害，有的没造成伤害；

同样的伤害，有的恢复快，有的恢复慢；同样的恢复，有的留下了后遗症，有的没留下后遗症。

同样的生存环境和生活条件，有的人经常生病，有的人不容易生病。有的人仅仅是把腕部血管割断（切腕自杀）就可因失血而死亡；有的人被砍掉了胳膊、炸断了大腿，却仍然活了下来。这就是生命力和生存能力的不同。生命力和生存能力的强弱差异，与种族遗传、生活方式和生活条件都有关系，而且会直接或间接地影响一个人的生存质量和生活质量。

所以说，自身能力的提高，不仅仅是生活能力、学习能力和工作能力的提高，还应包括生命能力和生存能力的提高。

提高每个人的生命能力和生存能力，指的是设法在怀孕时充分发挥人类的原始优势，从受精前就打好基础，让后代在胚胎时期就具备较强的生命能力。前面的章节中讲过孩子的体格和体型主要遗传于母亲，而作为一个母亲，她的遗传优势集中在15～25岁这个年龄段以内，而且在20岁左右时生孩子基本上没有难产之虑。25岁以后，随着年龄越来越大其遗传优势会逐渐下降。通过随访观察和比较，处于优势年龄段里的母亲所生的孩子，其生命力和生存能力明显优于其他年龄段里所生的孩子。这些孩子一般都体格健壮，较少生病，反应灵敏而且生活能力较强。

因此，如果人们注重这方面的需求，想要孩子时就应该在婚姻法允许的前提下，尽早地怀孕生育。特别是那些想要二胎的夫妇，也请早做准备。年龄越大发生难产的机会也就越多，孩子的质量也会受到不同程度的影响。

第九节　有关妊娠和哺乳对育龄期妇女智力影响的探讨和选择

有相当数量的妇女在怀孕以后特别是到孕中、后期都会显得越来越“笨”。不光是因为身体变形和为了保护胎儿导致的被动和主动的行动迟缓，而是智力（思维和反应能力）的下降，而且这种状态可以一直持续到产后很长一段时间。老百姓的俗话“生个孩子傻三年”说的就是这种情况和状态。

造成这种情况和状态的原因虽然也有母性的动物本能使然，其作用目的是让孕产妇在整个孕产期和哺乳期都能心无旁骛地孕育后代（包括停经和对丈夫的热情降低）。但本文作者在进行流行病学调查时专门对随机选取的孕产妇样本进行了智商测试和问卷调查，根据统计后的结果分析，发现其变“笨”的主要原因是由于孕期逐渐缺氧造成的不同程度的脑功能下降（尚无脑实质器质性损伤的实验证据），次要原因则是由于孕妇在其家中地位的改变而产生了养尊处优的心态变得越来越懒——既懒得动手，更懒得动脑（反正不管什么事儿都会有人替她想、有人替她做）。

随着孩子的逐渐长大，母亲的智力也会有不同程度的恢复，但应该是属于代偿性改善。因为对认为通过孕中后期吸氧可以预防和减轻新生儿黄疸的发生以及所造成的危害，与孕产期和哺乳期出现的孕产妇智力下降的流行病学调查不同步，所以还没有足够的数据证实在孕中、后期及产后经常吸氧使其血中保持较高的氧分压，就可以有效地预防脑功能下降和促进脑功能的尽快恢复。

但是有佐证可以间接地说明并证实它的相关和必然，那就是高压氧可以治疗由于缺氧（并不是呼吸系统本身的疾患）所造成的一过性脑功能障碍。另外，在某电视台的真人秀娱乐节目中，也看到过运动员、潜水员和演员事先经过吸入一段时间的高浓度氧的准备工作之后，可以明显地提高他们自身对缺氧环境的耐受能力。同时，我们还观察到一些文化程度高、家庭条件好、经常能自主地在家间断吸氧的孕妇，她们在整个孕产期及哺乳期和哺乳后期都没有出现过明显变笨的情况。

因此，建议那些关注自己的智力水平，或从事对智力水平要求较高的工作，同时又担心孕产和哺乳会造成智力下降的读者和家长朋友们再读一遍上述的内容，联想一下围棋高手聂卫平在比赛的过程中经常吸氧的场景，看看能不能悟出对自己有用的道理来。

第二章 优生

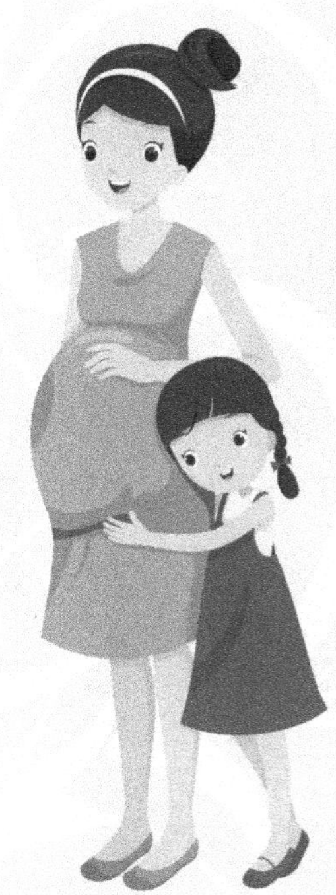

第一节 生育时机的选择

人类的孕期如果是从末次月经算起一般在280天左右(即40周,又叫10个产科月),按公元计年法相当于9个月多1周左右。而且凡是在当年的六七月怀孕,第二年的三四月分娩的婴儿,其生命质量和生存条件都明显优于在其他月份孕育的孩子。这里面既有气温和营养因素对孕妇和胎儿的有利影响,同时也对新生儿和婴儿的照料以及某些疾病的防治提供了很大的帮助,带来了很多的好处和便利。

大家都知道,婴幼儿常见的低钙性抽搐之所以在春季多发,就是因为冬季(特别是中国的北方地区)天气寒冷,人们为了保暖,皮肤暴露在紫外线中的机会和部位明显减少。加之冬季日照时间短,雾霾又多,阳光难见,皮肤中合成的维生素D明显低于阳光照射充足的其他季节,影响了机体对钙元素的吸收和储备,使体内的钙元素一直处于相对较低的状态。而一旦到了春天,随着气温的升高,孩子的户外活动明显增多,机体对钙离子的需求也跟着增大。加上由于血液中的钙离子向骨骼中的转移和沉积加快,更加重了低血钙的状态,导致"低血钙性抽搐"的发生。而在三四月份出生的孩子就不会发生这种情况了,因为他们出生时从母体中获得的钙至少能让他们维持到满月以后,而那时就开始进入夏季,能由大人抱出来晒太阳了。加之他们月龄又小，体力活动远不及周岁以后的孩子多，所以就不会发生低钙性抽搐了。因此，希望那些准备怀孕的家庭，最好能选择在每年的六七月怀孕，第二年的三四月生产。

第二节　胎儿发育的选择

由于几千年封建落后国情的影响，现在的祖辈甚至有些父辈们（特别是在农村和偏远地区以及虽然经济发达了，但文化素质仍较差的城市郊区的群体中）落后陈腐的生育观念还不同程度地存在着。

经常可以看到这样一幅景象；一旦哪个产妇生了个8斤以上的孩子，其家人就乐得合不拢嘴，逢人就炫耀："俺家添了个大胖小子。"然后再伸出手指比画："8斤多啊！"如果谁家再生个更大的则更是趾高气扬，得意非凡。但是他们没想到或担心过，胎儿越大，对产妇和整个分娩过程中的不利影响和风险也就越大。

一般来说，胎儿体重在3500克以下，头围在9厘米以内，身长在50厘米以内的经阴道顺产的机会格外多。而高于这些指标，难产的概率就会明显上升。所有的助产手段不管是药物还是牵引、侧切甚至剖宫，都会对产妇和胎儿造成不必要的伤害。相反，如果懂得优生的科学道理，就能够有效地避免因巨大儿造成难产的情况发生。孩子不怕小，"有骨头不愁肉"，出生后只要身体健康，喂养得当，吃上奶1个月就会胖起来。

要想在产时胎儿的发育正常，不出现巨大儿，那么在孕期就必须严格控制孕妇饮食的摄入量和结构比例。

第三节 产时孕妇状态的选择

相当多的人对孕产知识掌握得太少，导致临产时和分娩过程中出现了很多不该有的状况。既给医务人员出了难题，造成不必要的医疗资源的浪费，又给产妇和胎儿带来了不应有的伤害，最终吃亏的还是产妇和她的家人。无论从身体、精力、财力和时间上都付出了太多的不必要的代价。常看到有很多的家庭成员甚至包括产妇的丈夫，平时什么准备也不做，一到孕妇临产了，就手忙脚乱地赶紧把孕妇往医院里送。而那些产妇们在孕期检查和孕期培训期间都不知学了些什么，临产了还是一问三不知。第一产程不该用力的时候拼命用力，恨不得一下子就把孩子生出来。进入第二产程该用力了，她们又一个个累得不想动，什么事都必须由医护人员训斥着才能配合。

那么作为待产孕妇以及她们的家人，在优生问题上都应该做些什么样的选择呢？作者在这里建议各位：

(1)在准孕期就应该及时向有关医务人员咨询，请教孕产的常识，向有过孕产经验的亲属和同事朋友们了解她们的孕产过程，从中知道自己的有利条件和不利因素，知道自己该做些什么和不该做什么，及早有心理和物质上的准备。

(2)孕期积极参加所在孕检机构预约和组织的孕检和孕期培训，认真听讲并能做到听懂学会记牢，需要家属配合的事必须在回到家后及时传达给他们。

(3)临近预产期时应该把产时产后所需要的各种物品都准备好，特别是婴儿用品尽量不要遗漏。如果所在医院给予提供也可以用医院里的。

(4)进入产房后要集中精力待产，配合医务人员顺利地把孩子生下来。

(5)进入第一产程(从有规律宫缩开始到宫口开全)后，要保持乐观轻松的状态，尽量别伴随着阵发性的宫缩用蛮力。可以和旁边的待产妇们闲聊说笑，转移自己对宫缩的注意力。

(6)及时补充营养和水分，保证在第二产程有足够的体力。尽量排空大小便以使产道不受到挤压。

(7)进入第二产程(从宫口开全到胎儿娩出)后要主动配合接生人员，服从他们的指令，在宫缩时屏气向下用力，宫缩停止时大口喘气，全身放松休息，准备迎接下一次宫缩。到最后进入宫缩持续状态时先深吸一口气憋住，然后持续往下用力，争取尽快地把孩子生出来。

(8)在整个分娩过程中尽量不要大喊大叫，因为这样做对生孩子一点儿用处也没有，而且还白白地消耗体力。

(9)进入第三产程(从胎儿娩出到胎盘娩出)后就可以躺着

好好休息恢复体力，有宫缩出现时可在助产士的引导下继续往下用力，也可两手抱住腹部协助增加腹压。如果顺利，一般20分钟左右第三产程就结束了。这时可以由别人照顾着用吸管（可弯曲的那种）喝些高热量的饮料（如热的加糖的牛奶），以补充生产时消耗的体力和水分。等观察没有持续性阴道流血，一般情况挺好时就可以回病房了。

第四节 分娩方式的选择

作为临产的家庭和孕妇本人，应该如何正确选择生产方式呢？首先要从各种生产方式的利弊说起。不同的生产方式不仅是经济、时间和精力上的差别，更重要的是对母婴健康和安全的影响。这其中最好的当然应属经阴道自然顺产。产妇像平时排大便那样，医务人员仅仅是“接生”，也就是当孩子自己从产道里生出来时，把他“接”住别掉到地上就行了。

整个第二产程就几分钟的时间，但是这种情况仅限于：①非常年轻而又健壮的产妇；②多胎（第三胎以上）多产的经产妇；③胎儿体型比较小，等等。还有一些虽然不像前述的那么容易，但基本上也不用医务人员费多大劲，只不过是第二产程稍长点儿，产妇肚子多疼一会儿，必要时助产士须用手保护会阴以避免产妇猛然用力胎儿娩出过快时导致的会阴撕裂。

再次之的就是由医务人员给予不同情况下不同方式的助

产，包括最简单的宫颈口扩张、人工破膜、宫缩无力时的药物应用以及稍复杂的胎位产时矫正、胎儿牵引、阴道侧切，等等。这些方式和措施往往都是在产妇无力、胎儿过大、胎位不正造成第二产程明显延长或怀疑胎儿有宫内窘迫发生时不得已而为之。并且由于这些不利情况的出现，本身就已经对产妇和胎儿的健康造成了不同程度的危害。

最差的同时也是最无奈的生产方式就是剖宫产。要想在是否应该进行剖宫产上做出正确的选择，必须首先明确剖宫产是怎么回事，有什么适应证和禁忌证，以及剖宫产和经产道分娩对产妇和胎儿有什么影响和区别。早在多少年前，老百姓就从生活中悟出了一个说法叫作“老大憨，老二奸”。意思就是说同一个母亲生的第一个孩子都比较“木纳”，而第二个以后的孩子相对来说都比第一个孩子聪明一些。这是在一般情况下经常出现的规律。至于是因为什么，大部分人都说不清楚。

现代医学证实，初产妇的产道都比较紧，第一胎分娩的时间都比较长（特别是在第二产程）。加之如果是在偏僻落后的农村家庭接生，发生难产而导致胎儿宫内窘迫的时候又没有给氧的条件，会造成胎儿不同程度的脑功能障碍，在后来的成长过程中就表现得比较“憨”（迟钝）一些。而在生第二胎时，由于产道经过头胎的充分扩张，相对松弛，加上以前没有实行计划生育，两胎之间的间隔往往只有 1 年左右，所以第二产程明显缩短。胎儿宫内缺氧的机会少了，脑功能障碍的发生率也就降低了。

而且从第三胎开始再往后，生孩子时就更容易了。

由于有这种现象的客观存在，一些人就行而上地认为既然剖宫产切口都在10厘米以上，从打开宫腔到取出胎儿只有几分钟的时间。实际上在整个剖宫产的过程中，胎儿脱离母体血供也就几秒钟的时间，就像是人们在困倦时打了个长长的哈欠一样，根本不会造成胎儿脑缺氧，因此也就没有继发性脑功能障碍之虑，那么其聪明程度和智力水平肯定应该会比从产道分娩的胎儿高，所以人为地增加了剖宫产的选择。

但是经过后来几十年的观察和分析对比，并没有足够的证据证实剖宫产的孩子格外聪明，其优势和弊端相抵消，有些还不如经产道分娩的好（前提必须是自然顺产的）。

人类在出生时产道对胎儿身体的合理挤压是必需的（前提是合理挤压）。剖宫产的选择除了孕妇在生孩子时少了阵痛的折磨和家人能挑个孩子出生的“良辰吉日”以外别无善可陈，而且还多出了术后治疗与护理的麻烦和开支，凭空增添了一道疤痕，也给子宫留下了隐患，想再生下一个时就有了后顾之忧。

第五节　分娩时机的选择

有的读者或家长朋友可能要问：“什么时候生孩子能自己选择吗？不都是瓜熟蒂落，到了日子他自己就出来吗”？一般情况是这样的，可还有不一般的呢。有些是因为诸如外伤、情绪、疾病等造成的难免早产，有些是人为地选择性早产，还有些是因为母体、胎盘和胎儿的原因导致的晚产（过期妊娠）。

很多人都知道早产的危害，但是并不知道危害有多大。其实，胎儿在宫内环境和宫外自然环境中的生存状态是大不一样的。早产的婴儿各项生理指标都明显低于足月分娩的同日龄同月龄同年龄的婴儿，而且越早的差别越大。虽然在临床实践中孕龄小于 28 周，体重低于 1000 克的早产儿存活的个案屡有报道，但也仅仅只是存活而已，因此，孕育知识的普及，自我保护意识的增强，保胎方法的完善和提高都是非常重要的。

统计结果显示，大部分的早产因素都是可以预知和避免的，而且一多半的责任都在孕妇本人和其家人身上。极端的个例则是有些孕妇及其家人为了某些政治的或经济的利益和需要，甚至为了赶上某个日子某个属相而到医院要求医务人员让其早产。另外，像多胎妊娠这种情况，很少有能怀到足月分娩的，胎数越多，其早产的机会也就越多。所以，双胞胎以上的多胎妊娠，一般都要采取各种保胎措施，超过三胞胎的，往往从妊娠第 7 个月开始就必须入院观察，随时防备早产。如果再有妊娠并发症的出现，还有可能为了保大人而及时终止妊娠。所以，早产不光不利于胎儿发育，还会影响到其母亲的身体健康。

同样，晚产（即过期妊娠）对孕妇和胎儿的不利影响也是很大的。但是和前者相反，大部分的人是认识不到过期妊娠的危害。有些人仅仅认为这叫“懒月”，甚至迷信地认为这与胎儿的性别有关，说什么“懒月”的都是女孩，因为她们性格沉稳端庄，而男孩子由于性子急、好动，“坐不住”所以容易早产。更有甚者则错误地以为胎儿能在妈妈肚子里多待几天不是能长得更好吗？但是她们不知道从孕晚期开始，为胎儿提供营养和排泄的胎盘组织已经开始逐渐老化，其生理功能明显降低，因此伴有胎盘老化的过期妊娠对腹内胎儿的主要危害就是一个逐渐加重的慢性缺氧及营养代谢障碍的过程。表现为胎儿生长停止，甚至脱水（生出来的孩子又干又瘦，像个小老头儿似的），而且胎盘的屏障保护功能也下降，胎粪污染率增加，羊水量减少，胎儿宫内窘迫及出生前后死亡率的增加等都有可能出现。

第六节　生产条件的选择

这里所讲的生产条件是指包括产妇的年龄、体型、体力和胎儿的大小，以及胎位等在内的与分娩有关的各种因素。这些条件和因素直接或间接地影响和决定着生产的过程，同时也是决定分娩过程是顺产还是难产的重要因素。

一般来说，年轻的孕产妇由于机体各种组织和器官的柔韧性及可塑性都比较大，对胎儿离开母腹来到世间的过程顺应性强，所以难产的机会相当少。如果各种分娩条件都适宜，生个孩子比平时排次大便难不了多少。有些未婚先孕的少女因为种种原因不能公开孕育那个不该来的后代，先是在孕期千方百计地藏着掖着、捂着盖着。可是到了孕后期，特别是临产时，孩子越来越大、腹部日见膨隆，只得把孩子生到公厕里或树丛中。但是又有谁听说过有关少女因难产而造成伤亡的传闻呢？当然，那些产后由于各种原因造成大出血的情况例外。说这些事的目的就是想证实和提醒那些准备孕育后代的妇女同志们，赶早别赶晚。因为在超过二十五岁以后，随着自身年龄的不断增长，同样的胎位，同样大的胎儿要想把他们生出来可就越来越难了。

相信很多孕产妇在产前体检时都要经历这么一个过程，就是躺在诊查床上，由医务人员拿着医疗器械分别测量和计算骨盆入口和出口各径线的数据范围，这样做的目的就是为了判断该产妇能否经阴道顺产。虽然这只是诸多因素中的一个指标，但也是相当重要的。因为在胎儿大小和胎位相同的情况下，产妇的体格体型特别是骨盆的形状和尺寸大小对于胎儿能否从产道内娩出至关重要。一般来说，骨盆各径线在正常范围的孕产妇经产道分娩顺产的机会就多，而骨盆越宽大的孕产妇越容易经生理产道顺利分娩。

所以，我们必须在孕前甚至婚检时及早地知道那些将来准备做妈妈的妇女其各项生理特别是生育指标是否都在正常范围内。那么，怎样才能早期发现并预防孕产妇骨盆不正常而影响顺产呢？从外形上看（正位观察），自腰部开始体型如梨的妇女，也就是说那些臀部宽圆的（肥胖者除外）女性其骨盆之各径线都相对较长一些，而且大部分情况下与个子高矮关系不大。

但个子高大健壮的人其骨盆也相对宽大一点儿。另外，当其取自然站立位时，从侧面观察，凡是臀部无明显上翘的人（亦即骨盆与身体纵轴倾斜度较大的人），往往会在分娩过程中因影响胎儿头部的顺利下降而使第二产程明显延长造成难产。

产妇的体力对能否顺产的影响也是很重要的，它包括两方面的内容：一是广义的整个身体的力量，即瞬间爆发力和持久耐受力；二是狭义的用于分娩时的作用力，即产力。而产力又分为宫缩力和腹压两部分。分娩时的宫缩力一般情况下是自发的，也就是说是不由自主的。从第一产程开始时的阵发性宫缩到第二产程结束前的持续性宫缩，其频率和力度是逐渐增加和增强的，但也受其他因素如情绪、环境、内分泌，以及胎儿胎位的影响而削弱或增强。特别是负面情绪如恐惧、担心、焦虑或抑郁都能明显削弱产力，而正面情绪如乐观、欣喜、期盼等则可以增强产力。

因此，不管是孕产妇本人还是其家人亲友，都要在生产前后创造并始终保持幸福温馨快乐祥和的最佳状态和氛围，以期获得较满意的围产期。

虽然说孕产妇的体力和产力很重要，但并不是说只要有足够的体力和强大的宫缩力就一定能把孩子顺利地生下来。如何正确地利用宫缩力并在恰当的时候辅以体力助推胎儿娩出才是最关键的。

前面提到过，临床上的第一产程是指从有规律的阵发性宫缩到宫口开全，这个阶段其实是孕妇的身体（主要是子宫）受内分泌和妊娠环境及状态的调节和影响自主地开始分娩的过程。随着宫体的纵向和环形的协调收缩，特别是宫底的向下压迫和宫颈管的扩张，胎儿逐渐地向宫颈口移动。这个过程也是本能和自发的，一般情况下不受孕妇意识控制。正确的做法是心情放松，静静地等着或和身边的人聊天玩游戏以分散自己的注意力。第二产程开始后胎儿头部已经进入软产道，随着宫缩的增强和持续，孕妇应该在助产医务人员的指导下，先深吸一口气憋住，用膈肌的力量往下推，用腹肌的力量往下挤，待宫缩减弱或停止时赶紧换气，稍事休息迎接下一轮的宫缩。如此反复，到宫缩变成持续状态时就可以一鼓作气顺利地产下宝宝了。

影响顺产的另外一个重要因素，即胎儿的大小和胎位。胎儿的大小受种族遗传，胎盘功能，母体营养及同孕胎次的数量等影响。一般来说，欧美国家的人和中国北方人的胎儿与其他地方的同龄胎儿相比体型较大些；孕期营养不加以合理控制的胎儿发育的比营养（包括胎盘功能）差的体型和体重要大一些；单胎胎儿比多胎胎儿个体要大得多，而且同胎次胎儿数量越多其单个体型越小。相比较之下，体型越大、体重越高的胎儿越难生。另外，有些患有先天性疾病如脑积水的胎儿，虽然身体不算大，但巨大的头颅仍可造成分娩的困难。如果能在产前孕检时及早发现，酌情终止继续妊娠，可以减少难产的发生率或直接避免难产。还有一个比较少见的能造成难产因素就是连体胎，如果怀到足月时经产道分娩往往是很困难的。除了与孕妇身体(子宫纵轴)平行的头与头的纵行连体和臀位的横连体有望能经产道娩出外,其余的情况往往只能考虑给予剖宫产。而且这些情况必须在临产前就得知道才行,应尽力避免那种事先没做好剖宫产的准备,直到第二产程开始后怎么也生不下来,甚至造成胎儿宫内窘迫或产妇大出血了才手忙脚乱地进行剖宫产的困境。以上这些影响顺产的胎儿因素,有些是孕妇不能自己左右的,但有些(例如肥胖儿)却是可以明智地人为加以控制的。一定要在孕期未雨绸缪,把难产的各种可能性降到最低。

下面我们再讲讲胎位因素对生产过程的影响。在妊娠早期,由于孕卵的着床位置不同,胚胎的体位也是各种各样的。进入孕中、后期以后,随着胎儿体型的逐渐增大,受母体腹部及子宫形状的约束和影响,胎体纵轴逐渐与宫体和母体纵轴呈平行状态。除少数情况以外,大部分胎儿都是保持或后来改成头下臀上的体位。而且在生产过程中,受产道的弧度和盆腔底部肌肉的挤压和托举,胎体还必须完成其纵轴弧度的改变和旋转,使之与产道的倾斜度一致才能顺利娩出。一般情况下,头位较臀位好生,头位有时可以不助产,而臀位必须助产。最难生的是横位,如果发生了一条上肢先露出来的情况,再想经阴道分娩就很难做到了。所以说,孕期特别是孕后期的定期产前检查和及时临床处理至关重要,往往能决定母婴的生死存亡,是每个孕妇及其家庭特别是已有胎位不正的孕妇丝毫不能马虎的。

那么，胎位不正是怎么发生的呢？一般情况下，有脊椎哺乳类动物的胎儿由于受遗传进化的影响，都是先生出头部后生出身体。即使是多胎妊娠的动物如猪、狗、猫、兔等，也都是按先头后身的顺序一个接一个地生出来。为高等动物的人类也不例外，冥冥中似有定数，常见有些胎儿在八九个月前还是臀位，到了临产前1个月左右自己就转成头位了。可是，如果孕妇体型不正常，如骨盆狭小、畸形，或腹型不正常（如因多产腹壁松弛造成的“悬垂腹”）等，都可能造成胎位不正。如果出现多胎妊娠这种情况，由于胎儿在子宫内的排列位置不同，也经常见到有胎位不正的，他们就很难都做到头下臀上的经典体位了。另外，如子宫畸形，内生殖器官肿瘤压迫，羊水过多或前置胎盘等，都有可能在临产时出现胎位异常。有时多次产前检查都是头位，但由于骨盆和产力的因素，第一产程延长，在分娩的过程中体位逐渐或突然变成横位或其他不正常的胎位而导致难产。

其实，因为胎儿过大和胎位不正所引起的难产大部分都是可以预防和纠正的，关键就是看孕产妇及其家人和临床医务人员所做出的各种选择是否正确，或者说能否勇敢地做出正确的选择。

第三章 优育

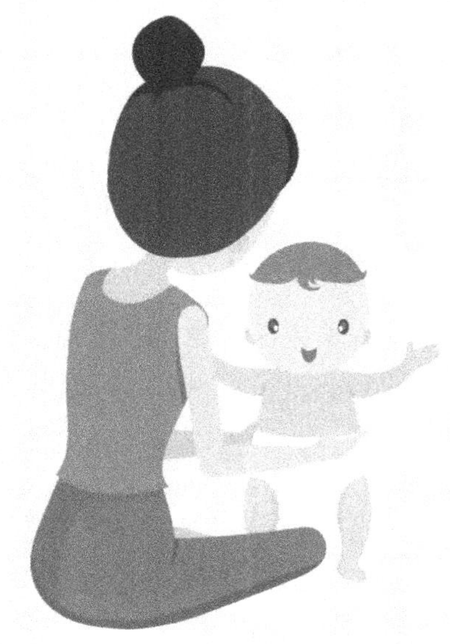

第一节　新生儿喂养

现在医院里提倡和实行母婴同室，一般是在第三产程结束，做完产后护理就由医务人员将产妇推回病房休息，新生儿做完护理后医生给以简单查体，确认能脱离医务人员的监护时也会随之推到妈妈的床前。不要简单地以为这只是体现人文关怀，更主要的是已经把喂养和抚育他的任务交到你手上了，你应该尽到做母亲的责任——喂奶了！

一般情况下，刚生完孩子的产妇乳房里并没有现成的奶水儿等着孩子来吃。但由于产时和产后身体内分泌的垂体后叶素（催产素）的作用以及胎儿娩出、胎盘剥离脱落和子宫排空后的神经——体液反馈作用，乳腺组织的泌乳功能已经被唤醒和活跃起来了。只不过每个人由于激素水平不同，反应不同，泌乳的情况有早有晚、有快有慢、有多有少而已。在这里有个非常重要的说法应该明确，即"吃奶才有奶，而不是有奶才能吃。"因为婴儿的嘴对奶头的吸吮与乳腺的乳汁分泌是一个复杂的、本能的神经反射过程，简单地说就是，哺乳和分泌都遵循一个普遍的客观规律，也就是说你吃它就有，而且吃得越早就出得越早，吃得越多就出得越多，吃得越勤就出得越快。所以，分娩后尽早开奶对产妇和婴儿都有好处。初乳含有大量的免疫蛋白，可保护婴幼儿娇嫩的消化道和呼吸道黏膜抵抗病菌的侵袭。科学家研究证实，初乳中的免疫蛋白在第 1 天和第 2 天最高，第 3 天仅是第 1 天的 1/3，而第 6 天则仅是第 1 天的 1/17 了。

有关母乳喂养的重要性和好处，相信广大孕产妇及其家人都应该知道了。但是如何能够正确地实施和保证母乳喂养，什么时候可以断奶（停止母乳喂养而改用其他饮食结构和方式）却不一定都能了解。有相当数量的人群在有关孩子喂养的问题上存在着很多的误区和陋习。那么，怎样才能正确地实施和保证母乳喂养，怎样才能尽量地避免乳腺炎的发生呢？

首先就是要有健康而符合标准的乳房，再就是要有科学的喂养方式，还必须要有家人的密切配合才行。健康的乳房是指在孕产期特别是整个哺乳期，乳房局部或全身没有外伤和感染性疾病以及肿瘤的存在。因为只有这样的乳房才能保证乳腺小叶的分泌，乳腺管的通畅，乳汁没有受到污染，产妇喂奶时不感到痛苦。而所谓标准则是指功能和结构正常的腺小叶数量以及乳头的长度。有些产妇乳房体积不小，其实大部分都是脂肪组织而腺小叶则很少或发育不良；有些则是因为感染、疾病或外伤等造成的腺小叶和乳腺导管的破坏，也会造成结构和比例的失调而影响乳汁的分泌。

再就是乳头的长度。对婴儿吸吮有利的乳头，其理想长度最起码应高起乳晕平面 1 厘米以上，而且顶端饱满膨隆。

哺乳期的妇女应该是在给孩子喂奶前清洗乳头，还是在喂完奶后清洗乳头？是该在喂奶前后都要清洗一遍，还是干脆前后都不洗，掀开衣服就给孩子喂奶呢？到底哪种做法对呢？怎样做才是对母婴都有好处的选择呢？理论和实践都证实，应该在哺乳前清洗乳头而不是在哺乳后清洗。因为在哺乳后残留在乳头和乳晕表面的婴儿口水和乳汁的混合物可形成一层保护膜，有效地防止乳头干裂或脏东西进入乳腺导管。而在下次哺乳前清洗乳房特别是乳晕和乳头时，不仅能给孩子提供一个清洁的“餐具”，而且由于在清洗的过程中事先刺激了乳头和乳晕，对促进乳汁的分泌也大有裨益。同时，由于清洗过程中的揉搓，也增强了局部皮肤的耐摩擦能力，有效地防止了乳头在婴儿吸吮过程中出现的破损现象，继而减少了乳腺炎的发生机会。

刚出生的婴儿吃奶时很容易疲劳，有时吃着吃着觉得累了就自己睡着了。一些初为人母的产妇由于没有经验，以为孩子已经吃饱了，就小心翼翼地把孩子放在床上，结果不一会儿孩子又哭了，还得再抱起来喂。弄得大人孩子都休息不好，还格外添了好多麻烦。

正确的做法是当孩子还没吃饱就睡的时候，可以轻轻地推推他的下巴，抓抓他的脚心或捏捏鼻子，把他叫醒了接着再吃。一般刚开始喂奶的时候都不太顺利，需要细心观察、耐心帮助才行。那么，孩子吃饱入睡以后下一次什么时候再喂呢？也就是说一天让孩子吃几次奶或多长时间吃一次比较好呢？虽然也有人提倡3小时喂一次的，也有不论次数而是采取闲的时候醒了就吃，忙的时候哭了再喂的。实验证实，婴儿对所给予的频繁喂奶有惊人的适应能力，也就是说你什么时候喂，他就什么时候吃。而且每个孩子的具体情况和状态不同，饭量和消化能力也不一样，所以每3个小时左右喂一次的做法并不是很科学。可以采取不定时的喂奶方式，一般情况下只要大人不累，孩子醒着，乳头有奶溢出时不到3小时也可以哺喂。不用担心会撑着孩子。而如果感觉孩子吃饱了又睡得很香甜，也可以适当延长间隔时间以保障孩子的充足睡眠。

奶水充足的母亲，有时在给孩子喂奶时，另一侧的乳房会溢乳，可以先用吸奶器吸出来，给孩子装到奶瓶里留着或干脆倒在杯子里自己喝下去。也可将溢奶的乳头反折上来，轻轻按压一会儿溢奶就会停止。千万不要看到溢出的奶水比较稀薄以为没有营养而白白丢弃。实际上刚开始自动流出的乳汁含有大量乳清蛋白和抗体，还有必不可少的矿物质等，营养价值相当。

第二节 哺乳期乳房保健

健康标准的乳房对保证母乳喂养很重要，理想的乳头最起码应高起乳晕1厘米以上而且顶端饱满膨隆。有的产妇乳头天生短小或内陷，只要在孕中、后期及时给以矫正，拉长就可以了。

乳头内陷的矫正一般有两种方法，一是直接用美容手术的方法达到改善的效果，二是用非手术疗法复位、牵引、固定和维持虽然费点儿力但既人性化又不留瘢痕。因为从生理学上来讲，人类的乳腺发育有两次机会。一次是在进入青春期后，受体内性腺分泌的雌激素的作用，原始的乳房开始发育，主要是乳腺组织与结缔组织的增长，以及乳晕和乳头的着色和体积的增大。一般在16～18岁左右，基本上就具备了成年人的体积和形态而逐渐放慢增长的速度或停止生长。第二次就是在孕后，同样是受体内分泌的激素的影响，乳腺进入第二个发育周期。此期主要表现为乳晕和乳头明显着色，乳晕面积扩大，皮脂腺增生并突起于乳晕表面。同时，由于乳房的体积明显增大，皮下可见浅静脉扩张，这时由于腺小叶组织被激活而继续发育，腺上皮细胞内分泌颗粒出现并逐渐增多，乳腺导管组织也在进一步增粗延长，所以整个乳房（包括乳头）也在发育长大。

另外还有一些其他因素，比如说对乳房特别是对乳头的机械性刺激，某些药物的使用等，都可以使处于发育期的乳房增大。在怀孕的中、后期充分利用其“二次发育”的机会，可针对自身以前存在的各种缺陷给以补救。具体方法就是先用温水和肥皂把整个乳房洗净擦干，然后在上面涂敷一层爽身粉，先用挤压乳晕的方法（或者是用抽真空的方法）使内陷的乳头露出（无明显内陷的也可以省略这一步骤）。用另一只手的拇指和食指揉搓和提拉乳头直至松手后乳头不再缩回为度。每天重复操作直到达到理想的标准为止。在产后整个哺乳期的喂奶间隙继续这种操作，既可以有效地改变乳头的形状和长度，还可以增强乳头皮肤的耐磨能力，避免在孩子吃奶的时候受伤。如果停止操作后乳头又回缩时，可用胶布缠绕固定，下次揉搓时解除，操作完后再固定。如此重复一段时间，到临产时就可以达到预期的效果了。

从医学的角度讲，哺乳期乳腺炎主要是指由于乳头和乳晕的破损，致病菌（以化脓菌如金黄色葡萄球菌和草绿色链球菌为多见）从破损处沿输乳管到达腺小叶，如果此时正好有影响乳汁排泄的因素存在，例如乳房受到过重的挤压和碰撞，造成腺体和腺管肿胀导致乳汁排出不畅，就能以乳汁为良好的培养基而快速繁殖造成感染，引起乳腺的化脓性炎症。所以，要想有效地避免和预防乳腺炎的发生，就必须做到两条：第一是要保持乳汁的排出通畅，第二就是要尽量减少乳头和乳晕破损污染的机会。

得了乳腺炎以后应该如何尽快地明确诊断，如何尽量地减少痛苦和及早治愈呢？当你摸着自己的乳房里面有个硬块或整个乳房都比原来硬，而且触之有疼感，乳汁排出减少或者在孩子吸吮的时候有疼痛不适的感觉，如果再摸着局部温度比其他的部位高一些，甚至能看出局部或整个乳房比周围的皮肤颜色红而且有肿胀的表现（即红、肿、热、疼）时，就说明得了乳腺炎了。这个时候最明智的做法就是尽快求助于专业的医务人员（普外科医生）给以正确的诊治。如果实在是因为各种原因不能到医疗机构就诊，可在洗净局部后先用70%的酒精脱去皮脂，然后抹上鱼石脂软膏，表面再覆以清洁的纱布块或护垫，用乳罩固定好并配合持续局部热敷治疗。一般比较轻的和早期的炎症能在两三天内明显好转或痊愈。因为乳腺发炎后乳汁可能被污染，所以尽量不要再让孩子吃这个乳房的奶了。最好是用吸奶器将乳汁吸出后丢弃，等乳腺炎症彻底好了以后再让孩子吃这个乳房的奶水。

第三节　母乳喂养的正确选择

一般情况下，哺乳期乳腺分泌的乳汁在前4个月特别是第1个月时最黏稠，营养成分含量高而且内容丰富，装到奶瓶里静置一段时间后可以看出油脂量能占到1/6左右（容积比），以后则逐渐减少，其他各种营养成分的比例也在悄悄地发生着改变。一般在4个月以后，单纯靠吃奶已经不能完全满足孩子的生长发育，需要不同数量和结构种类的辅助食品添加才行。但也有很少数的哺乳期妇女，其乳房一开始就出现乳汁质量不高、数量不够，导致孩子吃不饱而影响他们正常的营养和发育，造成孩子因饥饿和营养不良而夜间哭闹、瘦弱多病，还非常容易“抽风”。出现这种情况要及时就医，找到原因后对症施治，不能一味地只是在家里用喝骨头汤、鲫鱼汤一类的偏方来治疗。另外，哺乳期的妇女一定要营养全面，多吃含蛋白质和脂肪的食物，少吃红糖小米粥（特别是在孩子满月之后）。这样既能防止自身发胖，还能保障乳汁充足。

人类自从开始站立行走以来，内脏特别是消化器官的形态和功能都已经发生了适应性改变，再采取身体纵轴与地面平行的进食姿势会非常不舒服。特别是小儿，因其贲门括约肌发育尚不完善而非常容易吐奶，所以哺乳时最好采取让孩子躯干与地面接近垂直的体位，尽量减少和避免躺着吃奶。这样孩子一次能多吃一些，不光能减少哺乳的次数，减轻母婴的疲劳，而且还明显地减少了吐奶的机会。孩子吃饱以后也不用大幅度地改变体位，让其趴在母亲身上，再由母亲轻轻拍打他们的背部，让孩子打嗝吐出食道和胃里的积气，能有效地防止孩子吐奶。因为频繁地吐奶不仅浪费了母亲的乳汁和孩子的消化液，还会给孩子造成不适，给大人增添麻烦，更重要的是孩子吐奶时如果正处于仰卧的状态下特别容易发生呛咳，甚至会发生吸入性肺炎以及窒息等严重的并发症，处理不得当或者是不及时甚至可以危及生命。

每次哺乳时最好先尽着一个乳房喂，等把这个乳房的乳汁都吸完以后如果孩子还没吃饱他会自动吐出奶头而寻找另一个乳房，接着再继续吃。这样一方面可以使一侧的乳房能彻底排空而不会发生淤滞，并且容易刺激其分泌更多的乳汁。另一方面还可以判断孩子是否已经吃饱了，因为在没吃饱的状态下孩子会一直含着乳头不停地吸吮，直到吃饱了才会含着乳头玩耍，停止吸吮或干脆吐出奶头睡去。如果母亲在喂奶时不等孩子把一侧乳房的乳汁吃干净就频繁地更换，不仅影响了乳房的排空，还会使孩子养成边吃边玩不一次吃饱的坏习惯。

一般月龄比较小的婴儿都是吃饱了就睡，睡醒了再吃，吃不饱或喂晚了就哭，所以很容易就能看出他是否已经吃饱了。但在月龄比较大的孩子，特别是那些有在哺乳时逗着孩子玩的坏习惯的母亲带出来的孩子，会在吃奶的过程中或吃完一个乳房的奶后有一段比较清醒的时间，当他们的注意力被周围的事物吸引时也会停止吃奶。在这种情况下，就不容易判断他们是不是已经吃饱了。一旦孩子的吃奶没有了规律，大人们的作息时间也就没有了规律，而且还非常容易造成忙乱和疲劳，对孩子的优育很不利。相对于母亲来说，孩子们对每日哺喂的次数和时间要求并不是那么严格，而是比较随意一些。当他们有饥饿感时往往不容易入睡或睡不多一会儿就会再醒过来，然后不停地歪头好像是在寻找什么，有时还会咂嘴或者吃手指头，这时就必须及时让孩子吃上奶。白天一般以3～5次为宜，夜间可以通过尽量让孩子吃饱的方式逐渐减少哺喂的次数，一般从每夜的三四次逐渐减少到一两次就可以了。大一些的孩子在开始添加辅食后晚上睡前哺乳时让他尽量吃饱，这样夜间就可以不用再起来给孩子喂奶了。

提倡的母乳喂养指的是不用或尽量少用代乳品和其他乳类制品如牛羊奶、奶粉或炼乳等，主要是针对那些明明有哺乳能力和哺乳机会却以各种理由和借口（例如有人担心喂奶会影响自己的身体恢复到孕前状态）不让孩子吃奶，而是买些奶粉或鲜奶喂孩子的妈妈们。

另外，孩子在睡眠状态下的体格发育要优于清醒状态，而频繁给孩子哺乳肯定会影响他们的睡眠。所以，必须尽职尽责地根据自己孩子的实际情况，在保障孩子体格发育的前提下尽量让孩子吃饱吃好。同时还要注意母亲的休息和体力的保存与恢复，合理地安排哺乳的次数与时间。总之，一切都要做出正确的选择才行。

第四节　哺乳期妇女保健

哺乳期的乳母保健是保证能够顺利实现母乳喂养的前提。

在整个哺乳期特别是前 3 个月内，乳母一定要保证睡眠、充分休息。要习惯于趁婴儿安眠时睡觉，即孩子睡大人睡、孩子醒大人醒，不能再按以前的不到夜间不睡觉的作息规律生活了。而且每天用于睡觉的时间加起来不得少于 8 ~ 10 个小时，以睡醒后不再有困意为标准。

并且饮食营养要丰富，结构要均衡，不能偏食和挑食。忌烟酒和刺激性食物，尽量减少摄入高脂肪和高热量的食物，以免乳母自己先胖起来而造成乳汁分泌减少，而且如果乳汁中的脂肪含量过高也容易引起婴儿的消化不良。平时饮食中除了应有的热能和蛋白质以外，还要多吃各种蔬菜和水果以保证维生素和矿物质以及纤维素的补充，减少因为无渣饮食过多而导致便秘的机会，更要多喝汤水以供应泌乳所需要的水分。没事时可适当地做些家务劳动和运动，每日定时户外活动，多晒太阳，多呼吸新鲜空气。

此外，要保持心情舒畅轻松愉快，有充足的信心坚持自己哺乳，并积极争取获得配偶和家人的大力支持。

哺乳期特别要注意预防疾病，平时少串门，而且尽量谢绝礼节性来访。户外活动不往人多的地方去，特别是在疾病流行和高发季节更应避免，以防被别人传染。外出回来后一定要先洗手换衣服，再照料孩子。始终牢记，保持一个健康的身体才是能顺利哺乳的基础条件。

第五节　营养因素对优育的影响和选择

充足合理的营养是保障小儿健康成长的必要条件。小儿时期的疾病比较简单，其中消化系统的疾病占了相当大的比例。因此，如何能正确地实施小儿喂养是摆在新妈妈及其家人面前的一个重要问题。

人体的一切生命活动过程都需要消耗能量，而能量的来源就是日常生活中的饮食。小儿发育所需要的能量来自饮食中摄取的供能营养素，即蛋白质，碳水化合物（主要是指含糖类和淀粉的物质——下同）和脂类。这些物质在成年人主要是维持其生命活动的过程，包括因伤害和疾病所造成的机体组织破损的修复和自然磨损（如皮肤和黏膜的上皮组织），以及不断生长（如毛发和指甲）的补充，还要提供体力劳动和脑力劳动所需要的能量。但在未成年人特别是小儿，除上述消耗外，还有不断成长壮大的躯体所格外需要的持续积累，而且年龄越小、生长越迅速，其需要量就越大。不仅体格在不断增长，体内各组织和器官也在渐渐长大成熟，这个过程都需要格外的营养供给。如果这个阶段营养跟不上，生长发育过程就会逐渐延迟，而且还会出现许多因营养不良造成的疾病甚或可能影终生。但是如果总能量长期供给过多又可能会导致肨胖，这些情况都需要家长格外注意。

另外，维生素和微量元素（电解质）也是人们生活中不可缺少的营养物质。虽然占的比例不大，但在人体的生命活动中却都起着非常重要的作用。少了肯定不行，但有的成分超量了以后同样也会导致疾病的发生，严重的甚至可以危及生命（如高血钾的状态）。况且有些疾病能有典型的临床表现，但是有些却没有，往往会误诊为其他性质的疾病而延误治疗。具体指标可以到医院里通过检测血液中的含量来获得，帮助我们判断孩子是否应该及时补充。而且一定要在专业医生的指导下进行，千万不能盲目或仅凭说明书自己在家给药。因为维生素D对钙元素的吸收和利用起着至关重要的作用，所以在孩子需要补钙时一定要同时注意维生素D的给予。

保障小儿正常发育的能量来源除了前述的各种供能营养物质和维生素以及微量元素以外，水和氧气对人的生命更是举足轻重的。特别是氧气尤其如此。人体的有些组织和器官对氧的依赖性特别强，缺氧几分钟就可以造成不可修复的损害，家长们一定要提高警惕，尽力避免缺氧情况的发生。比如说在护理较小的婴儿时，其衣帽和被单在穿脱和覆盖时千万不能遮蔽口鼻，特别是用于婴儿平卧睡眠时的覆盖物。较大点儿的婴幼儿在玩耍时，身边不能有可以吞入口中的小物件，更不能有日常使用率较高的塑料方便袋，因为他们可能会因把它套在头上而造成窒息。还曾有幼儿误将曾经盛过甜食而沾有甜食粉末的小包装袋儿吞入一半而险些造成意外的，幸亏被家长及早发现抢救及时而躲过一劫。再大点儿的婴儿在吃小果冻时切忌让他们一口吞食，大人必须在旁边密切监护，而且必须从小就让其养成咬着吃、嚼着吃的好习惯。已经上学的，特别是在农村的孩子，一定不能让他们有私自到河里和池塘中玩水游泳的机会，即使是几个小朋友结伴同去也不行。

第六节 人工喂养的方法和选择

造成乳量不足的原因有很多，除了少数的因营养不良、情绪波动和乳房本身因素（如各种原因造成的腺小叶太少，输乳管不通畅）等造成的泌乳减少之外，大部分都是因为哺乳方式不科学不正确引起的。也就是说，不是乳房本身的毛病，而是在它的泌乳功能和使用方法上出了问题。

有些比较轻的情况可以在家自己调理改善，但有些则必须到医院找专业人员检查，找出原因酌情施治。此时可用鲜牛奶或配方奶粉和其他代乳品，以及果汁、菜汁、肉汤、米粥等与母乳混合喂养。同时，积极纠正奶水过少的状态，争取尽早恢复母乳喂养。如果乳汁过少的状态难以在短时间内纠正或不能纠正，必须及时给予人工喂养。目前最常用的主要成分是牛奶，其次为羊奶。除直接应用鲜奶之外，还可以用各种方法改变它的性质和结构比例，使之更适合于婴儿的人工喂养。由于新鲜的牛羊奶与人奶相比仍有很多不同之处甚或有缺点，所以目前以模仿人奶结构而强化各种营养素的婴儿配方奶粉在国内外得到广泛应用。生活中常见的豆浆和豆类代乳粉亦是比较符合婴儿营养需求的、可以临时用来替代母乳的食品。此外，还可以用蛋粉、鱼粉和米汤等来补充代乳品中一些营养成分如必需氨基酸和微量元素的不足。也可以用 1/3 炒大豆粉加上 2/3 的大米、小米和小麦粉，加上适量的糖蒸熟后再调成豆米(面)粉糊浆给婴儿喂食，同时逐步添加各种辅助食品，以补充其中缺乏的各种营养素。另外，大米粉加鸡蛋也可以制成代乳品来补充母乳。

以上的内容我们讲述了混合喂养和人工喂养的营养成分和结构比例，现在我们顺便再讲一下人工喂养的技术方法。如果是以牛奶为主的，为了降低婴儿对异种蛋白质的敏感程度和减少消化不良性腹泻的发生机会，在用鲜牛奶哺喂新生儿时应先加水稀释。一开始的比例为两份牛奶加一份水，1～2 周后逐渐由多到少地降低加水的比例。如果孩子适应良好，无腹胀、腹泻和其他明显不正常，满月后就可以给予不加稀释的全奶了。

另外，由于生牛奶可引起婴儿持续性肠道少量出血，所以在喂哺鲜牛奶前应先加上糖再煮沸消毒，而且在煮的过程中应不断地搅动以免表面凝固形成奶皮子堵塞奶头孔。还可以把一天喂的牛奶一次煮沸后分别装入几个奶瓶中，放到冰箱内冷藏保存(必须注意保持操作时的清洁，防止污染)，每次喂奶前拿一瓶放到盛热水的容器内加温后即可使用。如果用的是全脂奶粉和婴儿配方奶粉，可以按照说明书上讲的比例和方法直接使用，不需要再煮沸。用速溶奶粉冲调时则更加方便快捷。注意，奶粉在加水冲调时用量一定要适当，不可过浓或过稀，以免造成婴儿消化不良和营养不足。

每天喂哺的次数和每次喂哺的数量应基本上和母乳喂养差不多，或稍多一点儿为好。随着孩子日龄和月龄的增加，每天喂奶的次数可逐渐减少，而每次喂哺的数量则需要相应地增多。可先减少夜间的哺喂次数，延长其间隔时间，以保障孩子们在夜间有充足的睡眠，大人也能得到休息。到 6 个月后随着辅助食品的添加可逐渐减少每日牛奶的总量，并可训练孩子直接用杯子喝奶而不再使用奶瓶。

人工喂养的过程中一定要注意哺乳用具的清洗消毒，尽量减少污染的机会，避免消化道疾病的发生。

第七节 在哺乳后期添加辅食的选择

随着月龄的增加，婴儿的体格在逐渐长大，内脏功能也逐渐完善和增强，单纯的哺乳已经不能满足其生长发育的需要，必须及时合理地给予各种辅助食品的添加，为逐渐过渡到断奶后的普通饮食做好准备。

各种辅助食品的添加是一个循序渐进的过程，有其特定的规律。早期主要是为了补充奶水质和量的相对不足，比如说维生素和矿物质从四五个月以后就必须设法以各种方式给予添加，尤其是铁和维生素 D 的补充尤为重要。对于维生素 D 的补充，可采取经常抱到室外多晒太阳，口服含维生素 D 的制剂如鱼肝油和伊可欣等方法。铁的补充可在饮食中逐渐添加动物血、肝脏、豆浆等富含铁的食品。孩子成长发育得快，消化系统在逐渐完善其功能，胃容量也随之增加。再加上从 6 个月以后就开始长牙了，口腔逐渐有了咬切、咀嚼和吞咽固体食物的能力。而且随着孩子的视界不断开阔，对不同颜色、不同形状和不同滋味的食物也开始欣赏并追求，慢慢地就从单一饮食到复杂饮食，从流质饮食到半流质和普通饭过渡；进食的方法开始从吸吮变成咀嚼，食具也从奶头转换到杯勺碗筷等。

这个过程的长短和进度快慢必须因地因人因条件制宜，不能急于求成，转换太快，否则会造成孩子胃肠功能紊乱，消化吸收不良等，严重者还可导致小儿厌食偏食和挑食。另外，一定要注意从小培养孩子好的饮食习惯，例如精力集中，按时固定的在餐桌旁就餐。除非有特殊情况（比方给孩子单独加餐或孩子因病不能正常饮食等），否则必须和家人在一起吃。切忌那种边吃边玩，想什么时候吃就什么时候吃，想在哪里吃（茶几、床头、书桌）就在哪里吃的坏习惯，更不能出现大人端着碗追着孩子吃一口玩一会儿的状况。

由于维生素 C 不能在体内大量储存，如果饮食中不能持续供给，很容易造成缺乏。牛奶及其制品除配方乳已给予强化外，其余的含维生素 C 极少。人乳含维 C 量虽然多点，但在摄入量不足的情况下也不能满足孩子们生理代谢和发育的需要，所以从婴儿满月起就应开始添加。可从新鲜水果和蔬菜中挤出汁液加到奶瓶里哺喂，每日 1～2 次，每次从 10 毫升开始，数量由少到多，半岁以后可以开始锻炼小儿直接吃果泥和菜泥，待乳牙长全后就可以吃新鲜的水果了。但是小儿不宜吃太甜的饮食，尤其是在晚饭后。特别要避免养成过浓、过重的口味，以防发生肥胖现象。而且甜食容易引起龋齿，如果孩子小不会刷牙，应养成在进食甜食和水果后立即喝水或漱口的好习惯，以冲刷口腔内和牙齿上以及牙缝中残留的糖分。

婴儿饮食宜偏清淡，尽量从小就避免其养成偏咸的习惯。因为如果自幼摄入过多的盐分，既增加了肾脏的负担，将来还容易得高血压病。

日常生活中除了保证饮食的营养全面外，还要格外注重饮食卫生，因为小儿的肠胃功能太弱，容易吃出病来。幼儿应尽量少吃生冷食物，不吃隔夜饭或不清洁、有污染的食物。注意所用餐具的保洁和定期消毒（在家里可以用蒸煮的方法），少用和不用塑料餐具，而且必须让孩子养成吃东西前先洗手的好习惯，尽量减少病从口入的机会。

对于那些不愿吃饭的孩子，特别是饭量明显比别的同龄孩子少、发育慢、体质也弱的，一定要及时找出原因，给予治疗和纠正。不能仅是一味的训斥、强迫或引诱，更不能指望吃消食片来刺激食欲。不管哪个年龄段的孩子，都可能因为饮食结构、情绪变化，甚至季节交替等影响其食欲和进食数量，做家长的必须细心观察，认真对待，不能错误地以为少吃一两顿没关系，更不能认为吃得少是因为孩子不饿而存在“先别管他，等他饿了以后看他吃不吃”的心理，真等孩子营养不良再去管就来不及了。

第八节　在哺乳后期何时给孩子断奶的选择

母乳喂养到什么时候呢？也就是说孩子多大断奶才是最好的选择呢？大家都知道，断母乳是婴儿成长到一定的阶段必须经历的过程。

母乳虽然是最好最方便最经济的食物，但是随着婴儿的不断长大，母乳的数量和质量已经逐渐不能满足他们生长发育的需要，特别是维生素和矿物质在四五个月的时候就已经供应不足而需要及时给予补充。所以，及时添加各种代乳品和辅助食物，并不断调整它们之间的结构比例和数量，使之逐步过渡到和家人吃同样的饮食才能完全断去母乳。

需要特别说明的是，断奶仅指停止母乳喂养，而不是停止所有的乳品饮食。在断奶后的成长过程中，直到成人阶段，乳制品仍然可以作为整个饮食结构中的组成部分。至于什么时候断奶，则要看孩子的发育营养状态和进食辅助食品的能力了。一般在满 10 个月以后为宜，最好选在孩子身体健康的时候，还应该尽量避开炎热的夏天。

停止母乳喂养应是一个有计划的自然适应过程，不是万不得已不要突然断奶，以免由于饮食习惯突然改变造成孩子不适应而哭闹。结果因为母亲心疼孩子，再加上乳房胀满，就又让孩子吃上了。只能通过逐渐减少喂奶的次数和增加间隔的时间，以及缩短哺喂的时间才能有效地逐步减少和抑制乳汁的分泌，达到在完全停止哺喂时，不至于再出现胀痛的感觉。如果奶水实在太多，可用吸奶器吸出后间断加在辅食里给孩子吃。也可考虑用药物回奶，比如说用生麦芽和雌激素，但一定要在医生指导下使用。

第九节 睡眠状态对优育的影响

睡眠状态包括睡眠时间以及睡眠质量和效果，良好而又理想的睡眠对于孩子智力发育和体格发育的影响是不同的。从生理学的角度来讲，人的生长激素一般在深度睡眠的状态下分泌得比较多，平时深睡眠的机会越多，时间越长，机体分泌的生长激素也就越多，孩子就越容易长高长大。所有影响孩子进入深睡眠状态的因素都容易造成生长激素分泌不足而导致孩子发育不良。因此，在孩子的整个生长发育阶段，特别是在青春期，一定要尽力保证他们有充足的睡眠时间。

一般情况下，处于婴幼儿时期的孩子，最好能做到自然睡自然醒，但必须以具备一个不影响睡眠的环境为前提，应避免生活中诸如营养、穿着、铺盖、噪声、蚊虫、疾病等对其睡眠的干扰。随着月龄和年龄的增长，孩子清醒的时间越来越多，影响睡眠的因素也会越来越多，因此睡眠也就会越来越少。所以，家长和老师都必须尽最大可能给孩子提供和争取更多的睡眠机会和睡眠时间。

一般情况下，孩子从幼儿园开始进入社会生活，接下来就是小学、中学、大学，家长往往只看重孩子的学习成绩，却忽略了对他们睡眠的关注。那么，在不影响学习和游戏的前提下，每天让孩子睡多少时间比较合适呢？作者建议最起码应该保证学龄前的儿童每24小时内的睡眠时间不得少于12～15个小时，小学阶段每24小时内的睡眠时间不得少于10～12个小时，而在中学阶段内每24小时以内的有效睡眠时间则不应少于10个小时左右（每天的平均值）。大学阶段因为已接近成年人或已经进入成人状态，每24小时内的睡眠时间则不应少于8～10个小时。一次性睡眠时间不够的，可以通过午休的机会或其他的方式和机会来补充。但是，事物都是一分为二的。一般情况下，人在睡眠状态下休息，在清醒状态下学习和工作，所以可能就会有人形而上地以为睡得越多越好，刻意延长孩子的睡眠时间，增加睡眠机会，却因此而减少了清醒状态下的学习时间和机会。

有些情况下，就往往造成了一种不可兼顾的尴尬局面：一些比别的同龄孩子长得高、长得快的儿童，有时会出现"四肢发达、头脑简单"的情况，而有些比别的同龄孩子长得慢、长得矮小的孩子，反而表现得比较聪明，并且通常这样的孩子都会被成年人说成是"被心眼儿坠住了"，或"心眼多坠住了，所以长不高"。调查分析出现这两种现象的原因，在很多情况下都与睡眠时间和清醒时间的比例有关。

因此，在孩子的整个生长发育阶段，特别是青春期，如果出现了特别能睡能吃的情况时，一定要注意避免孩子长成四肢发达、头脑简单的"傻大个"。还要及时关注那些牺牲睡眠时间来苦学苦读的孩子，避免他们出现因睡眠过少而影响身体发育的状况。预防和避免这两种状态的最有效办法就是合理安排好作息时间。要想既能学习好又能长得高，提高单位时间内（睡眠期间）的睡眠质量是最关键而又最有效的方法。也就是说，在不刻意地增加睡眠时间或不得已而减少睡眠时间的情况下，要尽量争取和保障孩子们的深睡眠状态。

所谓深睡眠状态，是指孩子们在睡着后一动不动，轻声呼唤无反应，随意改变孩子的肢体位置也不会立即回到原来的姿势；扒开孩子的眼皮时可看到眼球固定在正前视位置，此时如果给予脑电图检查可见各个波段都呈一接近水平线的状态。深睡眠多在入睡以后15～20分钟的时候出现，在没有外界干扰的情况下可以维持120～150分钟。而且一次睡眠如果时间充足、质量又高，在能够睡到自然醒的情况下，可有2～3次深睡眠的状态。一般人只要在24小时内有4～6个小时的深睡眠就可以解除疲劳，清醒后睡意全无，头脑清晰，精力充沛，非常适宜学习和工作。

生活中影响深睡眠状态出现并维持的因素主要是生活习惯、环境条件和伤病。所以，必须从小就培养孩子按时作息、睡前保持情绪稳定、不吃零食、不玩手机电脑和看电视、不胡思乱想的好习惯。家长一定要给孩子创造和争取一个宁静舒适的睡眠环境，比如不吸烟不喝酒、不聚众打牌做游戏，谢绝外人特别是小孩子的来访；尽量降低室内外的噪声强度，包括及时有效地预防和治疗自身疾病所表现出来的症状，诸如打喷嚏和咳嗽等。当观察到孩子在睡觉时频繁地翻身、不住地梦呓，或者看到孩子的眼球在眼皮底下不停地转动时，说明孩子已经不在深睡眠状态了。如果这种情况经常出现或孩子诉说有入睡困难、中间易醒、醒了以后不能继续入睡或虽然睡着了但不停地做各种各样离奇古怪的梦，以及无论睡多长时间总是觉得睡不够时，就说明孩子已经有睡眠障碍了。家长应及时带孩子到医院就诊，请神经、精神方面或耳鼻喉的专科医生帮助其找出原因，解除痛苦。否则不仅影响孩子第二天的学习，还会影响孩子以后的发育。

另外，如果孩子有先天性或后天获得性疾病也能影响睡眠质量。比如唇、腭裂，先天性的心脏病，鼻炎、鼻窦炎，腺样体肥大、扁桃体发炎和肠寄生虫感染等，都会直接或间接地不同程度地影响孩子的睡眠质量，进而影响孩子的学习和发育，所以必须及时有效地给予治疗，才能防患未然。

第十节　小儿健康监护的选择

专业人员监护小儿健康，主要是从发育营养状态，皮肤、黏膜的颜色和弹性，体格体型和体重的比例，思维表达和活动能力以及内脏形态和功能的各项检测指标来综合观察。至于4个重要的生命指标如体温，脉搏，呼吸频率和血压数据的测量，相对来说体温变化更为普通家庭所关注。而且带孩子到医院就诊时家长叙述最多、表达最迫切最明确的也是体温的数据。所以本节主要讲述如何观察判断和处理小儿体温的异常变化。

目前在家庭内用的测温方式主要有手摸、水银温度计、卡式温度计和电子温度计等，但比较关键的问题是什么时候和如何正确地观测体温的变化。在临床实践中常常会遇到这种情况，当医务人员告知患儿的家长其孩子的体温不正常时，多数家长都会立即用自己的手的不同部位反复而短促地去触碰患儿的前额，然后一脸茫然地说："不烧啊？还不如我的手热呢。"由此可见他们心目中的体温不正常，必须得摸到孩子的额头像火一样烫手才叫"发烧"，或者起码要比他们的手热很多才算是体温不正常，而且才能算是病态，反之就是正常的。因此，从优育的角度来考虑，让广大的家长朋友们知道如何正确地观察和判断小儿体温是否异常非常重要的。医务人员观测体温变化，判断是否异常，一般是以腋窝的体表温度为依据。它的平均值在36.5℃，正常波动范围在36～37℃之间，如果体温持续超过37℃以上而且在24小时内温度变化大于1℃时，临床上称之为发热。然后再依据发热时体温变化的特点和规律，结合其他症状和体征来判断其热型、程度和它所代表的临床意义。

患儿的家长特别是当母亲的应该随时观测孩子的体温变化，发现异常及时就诊。除了按规定要求正确使用专门的测温器具外，比较简单的办法就是用自己手的同一个部位（如手掌面），先双手或与自身其他部位的皮肤对搓（特别是在天冷的时候），当感觉自己的手掌发热和敏感了以后再去触摸孩子的皮肤，反复对比其前额和面颊温度的差异（记住！是对比孩子自身前额和面颊皮肤温度的差异，而不是和你手掌皮肤温度的差异）。

一般情况下，面颊部由于肌肉较多，血液循环丰富，温度略高于皮包骨头的前额部位。如果两个部位的皮肤温度一样高，就应该怀疑孩子生病了，体温不正常；如果摸着前额温度明显高于面颊温度，那很可能已经发热了，最好赶紧找医生。如果家里有专门的测温器具，可在开始怀疑孩子体温不正常时按使用说明多测量几次，对比一下，明确证实有发热表现应及时就诊。如果几次测得的温度都明显低于正常范围，也不能简单地认为一定没事儿，还要密切地观察孩子的其他情况综合判断才行。比如还发现孩子有畏寒、没有精神或嗜睡、手脚发凉等情况时，更应及时诊治。如果时值半夜三更，外面刮大风下大雨天气十分恶劣，不能及时到医院就诊时，遇到孩子发热的情况，可以再用手掌的同一个部位去触摸孩子的手心和脚心。如果是属于温热的状态，就说明孩子还有抵抗力，在体温不是很高的情况下可先采取物理降温的措施救治；如果感觉孩子周身发烫而且手脚冰凉，说明孩子已经出现末梢循环不好，病情已经很严重了，必须尽快赶到医院找专业的医护人员诊治，千万不能再耽误。

第十一节　小儿性格的选择性培养

作者经过多年对周围各年龄段从事各项工作和职业的人进

行观察分析，得出了如下结论：好的家庭有好的家教，好的家教能培养孩子的好行为，好行为养成好习惯，好习惯能造就好性格，好性格能带来好命运。常见周围的有些人（特别是女性），一旦感情、生活和事业受到挫折处于低谷时，总是怨天尤人，但从来都没有或很少从自己身上找原因。其实一个人出错或失败时，99%的责任都在自己主观身上，而只有1%的责任是客观原因。

一般来讲，6个月到12岁，是一个人性格形成的关键时期。虽然以后的社会环境和个人经历也能不同程度地改变一个人的行为习惯和性格，但是那个过程可能要花费很长时间，需要很强烈的动力刺激才能奏效，比方说当他们的生命健康和名誉财产受到威胁时。因此，正确的选择应该是重视孩子从6个月到12岁这一阶段行为习惯和性格的培养塑造。而要想让孩子有个好的前程好的命运，做家长的就必须要真正负起责任来，以身作则，时时处处给孩子树立好的榜样、好的形象。还要虚心地努力学习别人的好办法和好经验，拒绝那些低素质的人所给予的各种建议和道听途说的陈规陋习。更不能一厢情愿地相信“树大自直”一类的胡说八道。正确的选择应该是：

创造一个和谐美满的家庭环境，营造一个温馨有序的家庭氛围，制定一系列合理有效的家庭公约，争取一个口径一致的管理模式。如果家庭环境和谐统一，对子女教育口径一致，那么孩子就比较好管，就容易按照家庭的意愿发展成一个听话的好孩子。反之则不然，爷爷这样，奶奶那样，爸爸管妈妈惯。让孩子们轻则无所适从，重则就会利用家长们的不和谐而捣鬼作弊，从中渔利。自小就养成见风使舵，投机取巧的坏毛病，长此以往，后果可想而知。

持之以恒的管教模式。在全家统一了管理内容和方向以后，就必须一丝不苟地严格执行和坚持下去，不能朝令夕改，更不能各吹各的号，各唱各的调。只要认为孩子错了就绝不能迁就，更不能手软，应该争取尽快纠正过来。因为一旦养成了坏习惯，再想改就难了。古人在教育孩子方面有过这样的说法："父母呼，应勿缓，父母命，行勿懒"，意思就是要求孩子们做到父母一叫就得答应，一说就得行动才行。那么怎样才能让孩子做到呼之应命之行呢？最关键的一条就是严加管教，该训的训，该打的打，长辈就是长辈，孩子就是孩子，必须在孩子心目中树立起家长的权威。你要想和孩子做朋友，就别嫌孩子不听话，你有能力和孩子做朋友吗？你可以包容他们的所有过错，但是你能承担他们的全部社会责任吗？

奖惩有道、恩威并举的管理方法。俗话说"棍棒之下出孝子"，现在的孩子打不得，骂不得，管不得，出了错或让大人不满意时，你要是管他们，训他们，轻则不理不睬，或者跟你争辩，重则以不吃饭、不上学或离家出走来威胁，更有甚者服毒跳楼给你看。所以在这里需要特别说明的是，如果你真想采取严厉的措施来惩罚孩子，必须得从孩子一两岁刚懂事的时候就开始，越晚效果越差。等到了十来岁再打再想严加管教，可能就会事与愿违，到时候不反过来打你一顿就算好的了。

“不因善小而不为，不因恶小而为之。”毛泽东主席曾经说过：一个人做点好事并不难，难的是一辈子光做好事，不做坏事。一个好行为好习惯的养成不是一朝一夕，一两件事就能做到的，而是需要持之以恒，锲而不舍地长期努力。在生活和学习中，我们要求孩子做什么、怎么做，一定要亲眼看到他做完了并且做好了才行。一遍不行就两遍，一次不行就两次，两次不行就三次，直到让他养成本能的习惯才能罢休。当然，每个家庭都有自己的管教方法，每个父母都有自己的处事原则和是非观。如果你们的孩子仅仅是家里生了家里养，永远都不跟外人打交道，那么你们自己惯个什么样都行。但是如果迟早都要出来在社会上生活并和广大人民群众发生联系，那么他的观念和行为表现就必须基本符合社会大众的群体利益，起码不违背所在国家和地区的法律法规和社会大众的公共道德以及民俗民风。不要以为一点儿半点儿的小错小毛病无关紧要，等长大了自己就会改了。实际上有好多人的犯罪行为都是从点滴小事上学坏而没人管，才慢慢地走了下坡路的。想让自己的孩子从小就光学好不学坏，必须得从身边的一点一滴做起。家长们要切实负起责任来，发现偏差，立即纠正，经年累月才能让孩子们养成良好的习惯而逐渐成才。至于说什么是好行为，相信大多数读者和父母们都应该知道。虽然很难做到整齐划一，但是作为最起码的善良、诚信、友爱、谦让、尊老爱幼、爱护公共财物、拾金不昧等基本的道德行为应该具备。不要以为在得到别人帮助时说一声谢谢仅仅是客气话，这是培养孩子从小就有感恩心理的必经之路。而这些好行为的培养不能指望老师和其他社会成员的，最主要的指导楷模就是孩子的父母和他们身边最亲近的人，最直接的养成环境就是家庭，最适宜的培养阶段是6个月到12岁以内。

好性格之所以会带来好命运，是因为有好性格的人容易被别人接受和尊重，一旦得到大多数人的接受和尊重，成功的机会自然就多了。而那些没礼貌没廉耻，为人做事光想着占别人的便宜，甚至发坏作恶的人，大家避之犹恐不及，谁也不会跟他们合作共事，他们又怎么会有好结果好命运呢?

第十二节　选择合适的育儿方式，让孩子的身体更健康

常言说："若要小儿安，三分饥与寒"，意思就是说如果想让孩子们少生病、不生病就必须做到吃要七分饱，穿要七分暖。作者在多年的临床实践和居家生活中观察到：人的身体在从冷环境到热环境中不容易生病；没吃饱再吃比吃撑了再吐的好受。

所以不管是大人还是孩子特别是那些适应能力较差的人，日常生活中一定要尽量做到吃不要太饱，穿不要太暖，具体标准就是掌握到以饿不着冻不着为度。

饿不着的标准就是吃到感觉着不饿了就行了，不是非要吃饱才算。因为人们饱与不饱的感觉主要来自出肝静脉的血糖浓度，而不是取决于胃内的容量。冻不着的标准就是感觉不到冷就行了，不一定非要穿到感觉热乎乎的才行，特别是对于那些平时活动量大的体力劳动者或者是运动员。正处于发育期的孩子本身就因为代谢旺盛产热量多而显得“火力大”，再加上他们大部分天性好动，一玩起来跑起来往往不管不顾，很容易在玩到满头大汗的时候因为嫌热而随便脱衣服，一旦受风和停止活动就容易着凉。所以，对这些不懂事的孩子们，做家长的一定要格外上心。当孩子跑出去和小伙伴们玩耍时，大人一定要跟着，随时给他们增减衣服。不等出汗就得减，停止活动再及时穿上。

平时要注意想方设法避免孩子吃太饱或穿太暖，一个笨办法就是在吃饭时先让他们吃那些他们平时喜欢吃的，等他们吃到半饱时，再及时换上那些他们平时不太喜欢吃的食物，那么一般情况下孩子继续吃下去的欲望就会降低，就比较容易控制在七八分饱的程度了。

另外需要注意的就是由于孩子们正处在生长发育期，代谢旺盛消耗量大，非常容易产生饥饿感，等饿急了再让他们吃的时候，由于吃得太快不知不觉就容易吃多了。所以，要想有效地控制孩子的饮食数量，必须根据孩子的实际情况制定灵活的就餐方式和就餐时间，不能千篇一律地都必须吃三顿饭。必须在孩子们刚产生饥饿感的时候就让他们及时补充，这样就不至于一次吃得太饱。穿衣服也是这样，必须根据实际情况，设法让孩子穿到感觉不到冷就行了，千万不能光凭成人的自我感觉来判断和决定是否给孩子增减衣服。而且，在气温降低的时间和空间必须及时给孩子增添衣服。那么，怎样才能知道孩子们有没有冷的感觉呢？

比较大点的孩子还好说，学龄前儿童大部分都表达不清楚。常见有些邻居家的小孩在外边玩的时候冻得小脸通红，小手冰凉，连清鼻涕都已经流出来了还不知道赶紧回家添衣服。所以就要求做家长的一定要做到心中有数，及时给孩子们增减衣服。最常用的一个办法就是根据暴露在外的体表温度来判断其血液循环的末梢流量。一般情况下，末梢循环好的，体表温度相对就高一些，孩子就不容易冻着。家长可以经常摸一摸孩子的鼻尖、耳垂、手指和脚趾，如果感觉热乎乎的，就说明孩子不冷（但也有身上发热而手脚冰凉的特殊情况），反之就应该及时给孩子增加衣物，或采取其他保温措施。这一切都需要我们有足够的耐心和细心。

第十三节　选择合适的锻炼方法，提高孩子的适应力和抵抗力

人的抵抗力分为两种表现形式。一种是适应能力，另一种是耐受能力（即通常所说的体力）。所谓适应能力，是指当机体

受到有害的(物理的和化学的诸如温度、噪声和不良情绪)的刺激时能通过自身状态的调节达到消除和减少这些刺激对身体造成伤害的能力。一般情况下,这种适应有个过程,当然是越短越好。这些能力有少数是天生的,但更多的则是在后来经过环境的反复刺激逐步锻炼出来的。比方对同样的冷环境,在北方出生长大的人,一般情况下就比在南方出生长大的人适应性强。如果再加上刻意的在气温逐渐下降的秋冬季进行适应性锻炼,更能提高身体对低温的适应能力了。那么气温一旦发生明显变化,特别是在下降的情况下,就不容易冻着了。曾看过一个电视节目中报道一个中年男子在别人都穿羽绒服的寒冬季节穿着短袖衬衫在公园里散步赏景,引来周围游园者的围观和赞叹。还有那些冬泳爱好者,大冷天穿着泳衣跳到凉水里撒欢,这就是典型的适应能力的表现。

在夏末秋初天气转凉的时候,有意识地让孩子比其他的小朋友少添或晚添一件或半件(短袖的或无袖无领的"背心"之类的)衣服。即当别的孩子开始穿长袖衣服时,你仍然给他穿短袖衣服,或者是仅在里面加上一件背心;当别的孩子穿两件衣服时,你让他穿一件长袖就行,但最好是穿件厚点的;当别的小朋友加毛衣时,你就给自己的孩子加个布坎肩;当别的孩子穿上棉衣的时候,你可以给他们加毛衣或绒衣。这样,当别的孩子必须穿羽绒服和加外套时,你让他们穿身棉衣就很暖和了。但是如果孩子对你说感觉有点冷的时候可千万别硬撑着,在证实他们没生病的前提下，应及时给孩子采取措施。比方用活动身体和喝热水的方式，以增加热量、抵抗寒冷。如果当时不具备这些条件，就应该及时给孩子加衣服来保暖以避免冻着。

在淋浴时（刚开始锻炼也最好选择在夏末秋初，气温还比较高的时候）始终用低于体温（可在30～35℃的范围内选择）的水来进行，但在整个过程中要尽量多搓少冲。这样如果能坚持到冬天最冷的时候就可以继续再坚持下去，从第二年夏季开始再把水温调低3～5℃，再坚持到冬天，如果还不嫌冷，那么坚持到第三年夏季时还可以酌情再往低处调整。一般最低到15～20℃就可以了，这样长年累月坚持下去就能看出明显的效果。

通过以上这两种方式或任选一种方式的锻炼，相信孩子们的耐寒能力一定会得到提高，在一般情况下冬春季节气温变化时，就不容易感冒了。

不良情绪对自身健康的危害是相当大的，中医学也对喜、怒、忧、思、悲、恐、惊这七种情绪对身体各有关脏器的不良影响有详尽的描述。那么，怎样才能减少和避免这些影响和危害呢？

一是通过多学习，提高自己和孩子的思想境界和意识修养。即提高应对不良情绪刺激的耐受阈值。孩子们的水平高了，觉悟高了，理解和处理问题的能力强了，一般事情就难不住他们，发愁作难着急上火的事也就少了。

二是尽量别在吃饭的时候训孩子。有些家长平时忙这忙那的顾不上管理和教育孩子，只是在一起吃饭时才有空和孩子说话，所以就把对孩子的不满和孩子的错误放到吃饭的时候来清算。轻则说的孩子掉眼泪，吃不下饭，重则把孩子说哭了。这还仅仅是当时的伤害，对孩子消化功能和情感精神上的后期伤害可能要比当时还严重。所以做家长的如果真想管好孩子，就应该负起责任，随时随地教育孩子，纠正孩子的过错。如果孩子的过错是在吃饭时出现的，也尽量语气温和地劝诫孩子或放到以后有空（比方说孩子做完作业后）时才能给予批评和教育。再一个办法就是转移他们的注意力。一旦发现孩子有了明显的情绪变化，做家长的应该立即放下手中所做的任何事情及时与孩子交流，找出原因，正确给以疏导，让孩子尽快从不良情绪中走出来。如果孩子出于各种原因不能倾诉自己的烦恼和忧愁，家长可以跟孩子做做游戏，或找一个他们平时感兴趣的话题来交流，并密切细致地观察他们的语言和情绪变化。尽量选择说那些能让他们听得进去的话，以避免出现冲突而给以后的交流造成障碍。如果话不投机，不欢而散，更会加重孩子的思想负担。

实验证明，年龄越小的孩子越容易转移注意力，年龄越大的孩子，由于其个性越强，要想转移他们的注意力，难度相对就会更大一些。这就要求做家长的除了有足够的爱心和耐心以外，还应该不断地提高自己的表达和交际能力，不能一味地只用哄骗或给予物质上的诱惑，以及尽力满足他们所有要求的方式来让孩子们开心。关键是要根据孩子当时的具体原因和接受能力，选择一个合适的方法来帮助孩子们摆脱、消除和克服不良情绪对他们的有害刺激。

再者，如果孩子确实有过受惊吓的经历，出现表情惊恐呆滞，老是赖在大人怀里不愿动弹，或有饮食减少，大便稀薄并呈现黄绿色和有泡沫的时候，就应该由与他最亲近的人 24 小时持续陪伴，用温柔的话语和声音与他说话、哄他入睡。必要时可根据状态和体重用点镇静或催眠的药物，尽快让孩子摆脱由于惊吓所带来的困扰和不适。而那些"叫魂""送鬼"之类的迷信做法，不仅于事无补，反而可能会给孩子们造成更大的心理负担，甚至延误某些疾病的诊断和治疗。

第十四节 优育过程中对孩子身高和身材的选择

一般情况下，人们普遍认为高挑的身材，男孩儿肩宽腰细，女孩儿曲线玲珑是健美的表现。那么，我们需要做些什么事情，应该怎样进行选择呢?

单就身材来讲，不同的民族、不同的经济条件以及不同的家庭素质均能影响其后代的发育状态。一般情况下，欧美国家的种族，大部分都高大魁梧，而亚洲特别是东南亚国家的民族则大部分都矮小瘦弱(混血儿除外)。在中国大陆，北方人就显得高大健壮，而南方人则显得娇小玲珑。好身材的条件和标准是多方面的，单就身高来说，从遗传学的角度看，属于先天性因素的父母身高对孩子的影响特别大。

民间有“父亲矮，矮一个；母亲矮、矮一窝”的说法，意思就是说母亲的身高对孩子身高的影响比父亲还要大。根据作者多年的观察和分析对比，发现用母亲身高的厘米数除以父亲身高的厘米数，其商值越接近或等于1时，后代子女的身高就能超过其父母身高的平均数值；相除的商值如果大于1时，其后代的身高就能超过父母的身高。当然也有误打误撞的时候，让孩子既不随父亲也不随母亲，而是长的奇高或奇矮，但这仅属于个别现象。如果想在起跑线上占主动，那么在选择终身配偶时就必须考虑到对方身高对后代的遗传影响。如果先天性优势已经没有选择的机会了，那只能在生后的营养、发育和体格锻炼等几个方面下功夫了。

我们要做的基本有三种选择：一是营养，二是锻炼，三是睡眠。

第一选择是营养。人体从出生时的平均体重2.5～4.5千克，平均身长45～55厘米长到成年时的平均体重50～70千克，平均身高155～175厘米，主要是蛋白质成分积累和增加的结果。处于生长发育阶段的儿童少年，如果能在饮食上给予足够的蛋白质，并保证他们的身体没有充分吸收和利用这些蛋白质营养成分的功能障碍，就能有效地改善和促进身高的发育。

第二选择是锻炼，也可以说是运动方面的选择。影响孩子身高的主要因素是骨骼的长度，其中以小腿骨和大腿骨尤为重要。它们的干骺端的未骨化软骨有生长和延长的能力，在发育期受内分泌激素的调节，能不断地增生，此时给予合理有效的外源性刺激能够促进和提高它们的增长和发育进度。除了保证其发育所需的营养条件以外，垂直的机械刺激也能改善其增长速度，延长其增长时间。具体地说就是在提供足够的蛋白质和无机盐、微量元素等并保证其吸收利用和转化的前提下，有意识地让孩子多做身体与地面垂直的运动，比如说跳跃运动和跑步、打篮球等，都能改善和促进身高的发育过程。

第三选择是充足有效的睡眠。一般情况下，年龄越小的儿童其24小时内处于睡眠状态的比例越大，而影响身高的生长激素也是在深睡眠中分泌较多。所以如果能尽量地排除干扰，争取增加在24小时内各年龄段孩子睡眠状态所占的比重，并保证能达到在24小时内有效深度睡眠不少于6个小时，而且能尽量延长，那么就能最大限度地发挥生长激素对身高增长的主导作用而达到尽量长高一些的目的。但是，不论什么事有其利必有其弊，在很多情况下，身高和智力不能兼顾，有时甚至呈反比关系。有些身材异常高大的人其智力和反应能力往往相对低下，如果能排除垂体疾患或其他有关病态，其中的一个原因可能就是在他的生长发育期内，其睡眠时间的比例明显高于清醒时间。在清醒状态下，小儿能充分接受环境中的各种刺激而促进智能的发育和提高。如果做家长的单纯为了增加其身高，而人为地延长孩子的睡眠时间，必然会减少其清醒状态下的学习时间，孩子的智力发育难免会受到不同程度的影响。俗话说"四肢发达，头脑简单"。虽然是明显的贬义形容，但也不是完全没有根据的。

第十五节 后代容貌的选择

容貌是由肤色、肤质、五官的大小、形状和排列位置，以及面部表情的变化等各种因素共同组成的，有些因素占的比例多，有些因素占的比例少。有的因素很重要，差一点儿都会看出明显不一样；有的不太重要，即使有差别对整个容貌的影响也不大。

世界上的人类主要有5种基本肤色，占比例较大的有3种，即黄、白、黑，而其他的肤色所占的比例则很少。随着人类的进步，科技的发展和生活方式的开放，各种族之间的通婚越来越普遍。除极少数还处在封闭状态的部落和种族以外，已经出现了大量的介于黑、白、黄3种基本肤色之间的"亚种"（即各种肤色的混血儿）。混血儿的出现和传宗接代的连续繁衍，不仅丰富了人类的肤色变化，而且客观地改善和提高了人类的颜值。

当然，由于生活环境的不同，意识观念的区别，人们对肤色的审美也不尽相同。比方说在中国农村地区，常年日出而作，日落而息的生活方式，接触紫外线的机会比较多，大部分人的肤色都比较深，于是人们普遍崇尚和羡慕那些细腻白嫩的肤色，因为这种肤色不仅可以使五官的轮廓更加清楚，而且非常容易通过化妆来改善和提高颜值，甚至在一部分人的心目中还是身份和地位的象征，所以在大部分地区都以肤白为美。那么，怎样才能使我们的后代具备美白的肤色呢？

从组织学和生理学的角度来讲，肤色的深浅主要由皮肤基底细胞层内色素细胞的数量和色泽深浅（色素颗粒的多少）来决定，色素细胞比较多的一般肤色就比较深，色素细胞少的皮肤色泽就比较浅。而色素细胞的数目和所包含的色素颗粒的多少及色泽又与遗传和紫外线的照射时间和强度有关。

生活在非洲的黑人土著也是因为其居住环境内白天的气温偏高，人们的皮肤裸露在外的面积和机会都比较多；沙漠地区植被少，特别是高大的乔木普遍缺乏；加之赤道附近大部分都是海洋，内陆地区工业落后，空气没有受到污染，因此阳光充足，紫外线指数比较高，所以他们的肤色越来越深。也正是这种黑色素的保护，使他们有效地降低了皮肤癌的发病率。而常年生活在欧洲地区的民族（特别是北欧），由于其纬度越来越高，日照时间越来越少，特别是发达的工业给空气造成了严重污染，雾霾天气特别多，紫外线指数相应地明显降低，很少的阳光加上湿冷的空气，使生活在那里的居民为了防寒都把身体捂得严严实实，甚至连颈部的皮肤也都被高高的立领遮挡着。世世代代的生活环境，使他们的肤色越来越浅，而且也作为遗传基因祖祖辈辈延续下来，形成了现在的白种人。

因此，要想让后代的肤色更白一些，只有两个办法。一是尽量选择肤色白的人做配偶，但一定要选那些天生的而不是刻意“捂白的”。因为捂白了的肤色，是见不得阳光的。第二，就是在生活中采取和加强防护措施，尽量减少和避免强紫外线的照射机会。

大家都知道，所谓的好皮肤不光指的是颜色白，还必须具备细嫩光滑和紧致柔软的特点。而且从现代人的眼光去看，其肤质的重要性已经远远超过了肤色。意思就是不管肤色深浅，只要具备光滑细嫩、柔软精致，无瘢痕，弹性好就是美的表现。因为有这些特点的皮肤，不论是从外观还是从手感都能观之赏心悦目，触之爱不释手，很容易被人喜欢和接受。

目前生活着的中国大陆存在这样一种现象，即北方人的皮肤普遍比较粗糙，而南方人的皮肤则大都比较细腻。就是环境和气候的因素对人们的肤质影响至关重要，而其中最主要的就是空气的湿润、温暖和氧气的充足。因为在中国大陆的南方地区水资源特别丰富，在阳光的照射下形成水蒸气弥漫在人们的生活环境中。再加上纬度低，日照时间长，气温都偏高，绿色植被多，因光合作用释放到空气中的氧离子也就格外多，这些都是造成肤质细腻的原因。而北方由于光照时间短，水资源和绿色植被少（冬天还大部分都落光了叶子停止了蒸发），空气中的氧离子和水分的含量也都明显低于同样季节的南方地区。干燥寒冷的生活环境使皮肤表面的水分更容易丧失，自然就容易皲裂而显得粗糙和缺少弹性了。因此，必须加强对自身皮肤进行保湿保温的护理。

除了以上所讲的肤色和肤质的选择和保护以外，不容忽视的还有皮肤损害对容貌的影响。也就是说虽然有了嫩白细腻的肌肤，但上面瘢痕累累，痘痣丛生，多毛少皮，杂色相间的也不雅观。所以必须从孩子一出生就必须重视皮肤的保健，尽量减少皮肤病和皮肤损伤的发生，有了皮肤病及时找专业医生诊治，千万不能自以为是地或听信非医务人员的指点而随便涂抹各种药物。生活中和玩耍做游戏时一定要注意安全，防止皮肤受到伤害。

下面我们再讲述五官形状与面部表情对容貌的影响和选择。人类的五官形态及分布位置是大同小异的，影响丑俊的不光是眼、耳、鼻、口、眉形与睫毛，头发和胡须等也起着一定的作用。甚至连上眼睑也分为双眼皮和单眼皮，而且普遍认为双眼皮的好看。另外，五官的形状也与美丑息息相关。比如说眼睛的形状就有所谓的“丹凤眼”“杏核眼”“三角眼”“牛眼”和“鼠目”之分，而鼻子则有“朝天鼻”“鹰钩鼻”“狮鼻”和“高鼻子、塌鼻子”的区别。至于嘴和耳朵的差别则更大。这些种种不同，主要与遗传有着密切的关系。相对来说，双亲的血缘关系越远（最好是不同种族的），其后代的容貌就越出色。

大量的研究资料和临床观察证实，人类面部表情的变化也能直接和间接地影响容貌。一般情况下，笑脸都比哭脸好看，但在个别情况和状态（主要是情感因素的影响）下哭脸也不丑。

不是还有“梨花带雨”的描述吗？面部表情对容貌的影响有时会非常显著，有喜得“笑靥如花”的，有气得“杏眼圆睁、柳眉倒竖”的，还有“气歪了鼻子龇牙咧嘴”的，有“愁眉苦脸”的，也有“神采飞扬”的。每个人都有自己的最佳状态和最美瞬间，而处于最佳状态时正是他最好看的时刻。不过有的能发现并能重复，有的发现过但不能重复。有些粗心大意的人，终其一生也不知道自己最美好的时候是个什么样子，在什么情况下能展现出来。

最能说明这个问题的一个例子就是照相技术，同样一个人用不同的表情通过摄像机连续拍照，然后逐一进行对比，就能找出一张最美的，能为自己和别人接受、欣赏和赞叹的容貌来。最简单的办法就是找一面平整光滑，不失真不走形的镜子，对着镜子自己做各种表情。经过观察和对比就能找到自己最好看的时刻，然后经过训练，努力把这种表情和神态重复，并争取把它固定下来。你就能发现：“呀！原来我也能变美啊。”因此家长对孩子更要耐心、密切地观察，找到他们的最佳表情和神态，然后给予提示和鼓励，并训练他们尽量争取保持下去。时间长了，习惯成自然了，你就能拥有一个明星般美貌帅气的孩子了。

第十六节　后代体格和体型的选择

一般情况下，受体内分泌的各种激素的影响，男孩和女孩进入青春期后，随着第二特征的出现，体型也在悄悄地发生着变化。男女性体型特征的区别是男性肩宽腰细臀小呈倒三角形；女性则是窄肩高胸宽臀以及丰满的股部，从颈部到膝部从正面看近似于两个底部相对的梨形。通常人们说的好身材，指的就是第二性征特别明显的体型。那么，怎样才能使我们的后代拥有一个好的身材体型呢？

要知道，好的体型一方面与遗传有关，更多的则是后来的发育造成的。影响后来发育的主要因素有营养、锻炼、合理的药物调控等。观测欧美人种和近代日本人的体型体格发育和营养的关系可以看出，进入青春期以后，及时、足量地给予含高蛋白的饮食，如奶类、鱼虾和牛羊肉等，对孩子的体格发育相当重要。在中国大陆，城市和农村、经济条件好的和经济条件差的、文化素质高的和文化素质低的家庭养育出来的孩子体格和体型大不一样。主要是父母双亲的主观意识起了决定性的作用，充分认识到好身材在人生和社会中的形象价值。在孩子进入青春期时给以足够的重视，在营养的给予和补充上有所侧重，刻意加大含蛋白质一类食物的比例，给好身材的成型打下一个良好的基础。

另外，及时的、合理的健美训练和体育运动也是必不可少的。美男子的体型集中表现在高挑的身材和宽厚的肩膀，以及紧绷的腹部上。从解剖学上来讲，影响肩宽的主要因素是两侧三角肌的发育程度，而影响双肩和胸部厚度的肌肉则有许多。比如前方的胸大肌和后面附着于肩胛骨的冈上肌和冈下肌，以及内下方的背阔肌和内上方的斜方肌群。从美学角度来讲，平肩的比溜肩的好看，但要从力度来论，平肩的又不如肩部饱满的。三角肌的主要功能是将两上臂侧平举和上举，经常做上肢的这种运动和对抗训练能明显促进双侧三角肌的发育。三角肌越来越肥厚，两肩之间的距离就越来越宽大，肩部也就越来越饱满。长期坚持训练并保持这种状态，就能达到宽肩的效果了。另外，饱满而强壮的胸大肌和冈上肌、冈下肌，以及斜方肌和背阔肌等对塑造美男子的体型也相当重要，因为它们可以增加胸部和肩部的厚度。与胸大肌同等重要，用于塑造和维持男性体型的腹部肌肉也必须给予足够的重视和认真对待。因为如果从侧面观察人体，健美的男性体型应该是从饱满的胸部往下开始向内倾斜，然后是微微呈现出波浪状的隆起或比较平坦的腹部。腹壁肌肉包括前方的腹直肌和两边的腹内、外斜肌和腹横肌，它们的作用是保护腹内脏器，维持腹部形态和必要的腹压。

一个人力气的大小以及是否能很好地发挥出来，很大程度上取决于腹壁肌肉对腹压的维持。大家都知道我们在准备用大力搬东西时，发力前都要先憋住一口气才能使得上劲儿。细心的人还看到过有些练武的和练气功的，平时都在腰里扎一条很宽厚的“板带”，其作用就是帮助腹肌维持足够的腹压，以协助身体其他部位发力。所以有些将军肚是因为吃得太多太好撑起来的，有些则是由于腹肌薄弱无力，不能维持正常的腹压导致内脏下垂而鼓起来的。区别就是后者刻意改变腹压时能收回到平坦状态，而前者则无论怎么收都收不回去。因为他们鼓起来的多余部分不是内脏，而是皮下和腹膜外以及腹内脏器上的脂肪组织。

腹壁肌肉一般在各个年龄段都可以通过专门的训练增强其力量，增加其厚度，但腹部健美体型的塑造和保持则必须从小就开始有意识的训练才行。腹壁肌肉强壮了，腹压正常了，腹内脏器自然就不会膨出和下垂，这样不仅体型好看，而且还减少了腹内脏器受伤和发生疾病如胃下垂的机会，生活和工作中的力气也会明显增大。

下面我们再讲述有关女性健美体型的塑造和选择。女性体型美的重要标志就是所谓的曲线玲珑，也就是在前面讲述的高胸、细腰、宽臀和修长的双下肢。高胸的效果由双乳的大小、形状及位置来决定，其大小与乳腺组织（主要是腺小叶）的多少和皮下脂肪组织的厚薄，以及胸大肌的发育程度有关。一般情况下，一侧乳房内的腺小叶有 15～20 个，每个腺小叶都有一根输乳管通到乳头，所以腺小叶越多的乳房越丰满。胸壁皮下脂肪厚的乳房显得更饱满，且柔软并富有弹性（皮下脂肪薄的反之）。经常进行胸部肌肉锻炼的人其胸大肌就发达，从里面对乳房的大小和形状给了有力的支撑和衬托。乳房悬韧带的强弱也能直接影响到胸部的轮廓，坚挺的双乳肯定比悬垂的显得更丰满和高大一些。还有就是双乳的位置及乳头的大小和朝向间接地影响了胸部的形象和轮廓。除了乳房自身的发育状态以外。发育期合理而足够的按摩刺激、合体而有效的胸罩护托，孕期和哺乳期的局部保健等都是必不可少的。

作为女性，作为一个孩子的家长谁都希望自己的女儿有一个杨柳细腰，但是在生活中你又能见到几个杨柳细腰的呢？很多人都是在成年后和生育后，觉得自己发胖了才开始在瘦腰上下功夫，采取各种办法减肥脱脂和穿美体瘦身服装，但都收效不明显。特别是穿用瘦身内衣后，表面上看着有型有样，一旦解除束缚，就像喜剧演员黄宏在演小品时说的那样："如同放开折叠椅，'夸嚓'一下就出去了。"而科学有效的办法是在少儿时期就必须养成良好的饮食习惯，吃饭的目的是为了发育成长，而不是为了解馋。

家长在保证不影响其正常营养需求的前提下，尽量限制孩子摄入过多的高热量食物。特别是在正餐之外，尽量不要乱吃零食。学龄前儿童可在三餐之间给予专门的加餐以补充随时出现的饥饿感，但数量和结构都应该科学合理，一定要因人因时因事而异。晚睡前为了保证夜间生长发育的需要，可以让孩子喝适量的牛奶，但不能吃甜食。特别是不能让孩子养成一闲下来和在看电视看电影时就想吃零食的坏习惯。

还要从小学开始指导孩子进行增强腹部肌肉力量的运动训练，如仰卧起坐、俯卧撑和腰部的柔韧性训练等，这样才能在青春期发育出平坦的腹部和杨柳细腰的好体型。

宽臀的出现主要受骨盆形状的影响，再就是臀部肌肉的发育状态和脂肪组织的沉积数量。一般来说，骨盆比较宽大的、臀部肌肉发达和脂肪适中的人臀部就丰满圆润，而翘臀的出现则主要取决于骨盆与脊柱的倾斜角度以及臀肌的发达程度，另外也与站立时的姿势有关。臀围的大小不是固定的，可以根据需要和审美观自主改变。要想有理想的臀围，除了遗传因素以外，更重要的就是内分泌的调节作用和进入青春期时的合理训练和保护。内分泌的调节，必须找专业的医务人员帮助。个人千万不要擅自服用某些药物，以免造成内分泌的紊乱。应该通过自身的努力，对能塑造臀部形态的有关肌肉进行合理有序的训练，再加上对局部皮肤的保护和皮下脂肪的控制来获得。另外，发达的臀肌对臀围和臀部形状的影响也很大，所以在进入青春期时有意识地加强臀部肌肉的功能训练显得尤为重要。人类和其他有脊椎哺乳类动物的最大区别就是能直立行走。而直立行走主要就是依靠臀部的肌肉，特别是臀大肌。多做让大腿伸直和后伸的运动，再加上对抗训练就能促进其发育和发达。除了体育锻炼，青春发育期的局部按摩也能够刺激和改善内分泌的调节作用，帮助孩子获得更理想的三围数据。

修长的发育和塑造主要有赖于遗传因素和进入青春期时的体育训练。如健美操、长跑、骑自行车和跳跃、游泳等运动，对减少下肢脂肪堆积，促进肌肉发育非常重要（因为肌肉能塑造体型，但是脂肪则能破坏体型）。而双腿的健美除了修长之外，还有一个重要的条件就是腿的形状，其健美标准就是不管从正面看还是从侧面观察，其纵轴都应该是越直越好。其内、外缘的曲线则是由各部位的肌肉形成的。纵轴不直的如O型腿X型腿，还有小腿的过度前伸等都是非常影响美观的，而腿部肌肉的丰满程度则直接影响着其曲线线条的优美和流畅。这些不正常的形状有些是小时候的疾病如佝偻病造成的，更多的则是由于家长的无知，比如有的家长片面地以为孩子学走路越早越好；有的家长没能及时给孩子补钙，并同时给予适量的维生素D；还有的家长始终坚持以胖为荣的腐朽观念，虽然孩子们的腿长粗了，但里面用以承重的腿骨并没有相应变粗，过重的身体难免会造成下肢变形，给以后的发育带来难以挽回的损害。

第十七节　有关青春期的概念和优育的选择

通过对大量观察样本的分析和研究，作者个人认为，所谓的青春不仅是一个时期和一个年龄段，更重要的是一种状态。它包括生理状态、心理状态；以及对客观外界的自我展现和对于周围事物的主观反应；而且这种状态可以通过有效的刺激随时焕发出来。一般情况下；较为低等的生物，其生理状态较为明显，高等生物比如有着高智商的人类，其心理状态尤为突出。大量的科学实验和科技成果已经证实和正在证实作者的这些看法。例如生产实践中的某些技术和某些药物的应用，既可以促进或导致动植物的生长期缩短和成熟期提前，也可以使动植物的生长期延长和成熟期推后。人类的青春期集中体现在生长发育增快明显、器官功能完善和增强、第二性征出现，以及性格和行为的改变上，这些变化都有赖于内分泌的调节作用。一般情况下，内分泌的调节过程不受人们的主观愿望和自我意识来支配，而是遵循着一个从发生到发展，从衰减到消退的指令和反馈（负反馈）的循环过程。这个过程已经可以通过现代科学的手段和方法给以干预，甚至当一些主观因素变化比较强烈时也可以反过来影响其内分泌的调节过程。

众所周知，人的生命过程就如同一台机器，一株植物一样，不管其寿命长短，最终都会走向死亡。决定一台机器寿命长短的是它的使用频率和使用条件（正常负荷和超负荷），以及出现故障时的修复能力；而决定一个生物，包括人类寿命长短的主要因素则是由遗传基因控制的组织细胞的分裂增殖次数，也就是各种组织细胞的再生能力。一旦增殖停止了，人也就不再生长了；一旦再生能力没有了，人的整体寿命也就快终结了。所以，我们要做的就是尽量减少对组织细胞正常分裂和再生的不利影响，尽力给身体提供一个好的环境，创造一个好的状态。

首先要有一个好的心态，不要为了某些别的利益而人为地对健康造成危害，更不能以牺牲健康的代价去换取某种需求特别是物质上的需要。应该从小的时候就具备保健养生意识，从点点滴滴做起，这样才能使自己的生命过程尽量延长。青春期的焕发和保持，外因是条件，内因是根本，两者互相影响，互相制约，互为因果。身体素质好了，各种机能旺盛了，再给以合理的刺激和调理，就能始终保持健康状态，一旦有了足够的条件，就很可能使不正常的衰老过程发生逆转而重新恢复到青春状态。这个足够的条件和刺激是指外在环境、情感变化和饮食结构等。

比如情感变化的刺激和影响。当一个人不幸中年丧偶时如果不能从失落和痛苦中尽快走出来，生理和心理机能则会很快下降，整个人就会老的特别快和格外明显。而生活中如果能遇到知音，又喜结连理、梅开二度，特别是和比自己年龄小的人在一起时，受青春气息的感染和熏陶，再加上自身内分泌的影响和调节，身体会很快调整到最佳状态，就会出现不同程度的返老还童现象。比方说头发的由白变黑，皮肤由松弛变紧致和由干燥变得有光泽，内脏功能也比以前明显改善。吃得香睡得好，容光焕发，步态轻盈，无论是自我感觉还是外人观察都像是换了个人，这就是外界良好的刺激作用于健康的机体引起的一系列正能量反应。而环境因素对青春的影响主要是含氧量高的空气和沁人心脾的花香，以及青山绿水对人心境的陶冶。再就是与朝气蓬勃的年轻人朝夕相处时青春气息对自身的良好感染力。时间长了身体各组织供养充足、代谢旺盛，加快了有害物质的排出，修复和再生能力得到增强，原本处于亚健康状态的身体各器官形态和功能也会逐渐恢复到正常。

饮食因素对维持青春的影响，主要指的是营养全面、结构合理，防止病从口入。人体发育和生命活动所需要的三大基本营

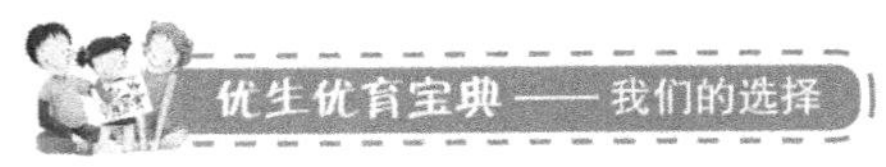

养物质中蛋白质的作用尤其重要，它是构成人体各组织器官的基本物质，也是维持功能代谢和调节的原料。各种激素的产生和组织结构的推陈出新，以及功能展现都要有蛋白质的参与。所以，处于发育期特别是进入青春期的孩子，其饮食结构中一定要适当提高含蛋白质饮食的比例。还要注重各种维生素和微量元素的及时补充。饮食有节，不偏食不挑食，不暴饮暴食；严格控制和减少各种反季节蔬菜和水果的摄入，尽量食用新鲜食品，避免各种食品添加剂的使用机会。

在身体受到疾病和伤害以后的治疗过程中，一定要遵医嘱合理用药，千万不能因为图省事自行缩短疗程和减少剂量，更不能为了好得快和所谓的巩固疗效而擅自加大药物剂量和延长治疗时间。因为各种治疗措施都有两重性，即一方面能清除伤病本身对机体的破坏和影响，同时又不可避免不同程度地对人体组织、器官的功能和形态带来各种影响，甚至是有害的反应。这些不期而遇的副作用势必会影响我们对青春状态的焕发和维持，必须慎重对待。

第十八节　儿童伤病的诊治对优育的影响和选择

健康和长寿可以说是每个人一辈子最大的胜利，但是人吃五谷杂粮，受环境污染很少有不生病长灾的能让孩子少生病和不生病是每个做父母的共同期盼，但是从目前来看，这一点还很难做到，不管是科学技术还是人们的保健意识都还差得很远。我们唯一能做的就是有病早治，无病早防，而最关键的就是当你的孩子长了病生了灾以后如何正确对待和及时诊治的问题。

那么，怎样才能让孩子们在生病时得到及时有效的诊治呢？首先，我们要充分信任给自己孩子治病的医务人员，因为除了个别人不负责任的情况以外，大部分医务人员都会，给孩子尽量提供最好的医疗。即使出现一些不如人意的地方，也只是客观条件和技术水平方面的问题。一个患者的伤病能不能得到满意的诊断和治疗取决于两个方面的因素：医生诊治要有学问和责任心，患者求医要有诚意，有信任，再加上密切的配合，两者协调了诊治就顺利了。

一般情况下，各种疾病的发生和发展都是有规律可循的。不光是专业的医务人员，做家长的如果细心和负责任，也能在抚养孩子的过程中找出孩子患病的特点和规律。特别是年、月、日龄比较小的孩子，自己不能准确地表达其感受和患病的程度，轻则影响精神和食欲，重则哭闹挣扎，这时就需要家长及时给予密切的关注和反复的询问，仔细地察看，把孩子所有不正常的表现都熟记于心，以便在求医之前就对孩子的病情有了个大致准确的了解。虽然做到这一点不容易，却完全是必需的。比如医生问到孩子这样不正常（咳嗽、发烧、腹泻等症状）有几天了，一定要准确回答天数，不能含糊其词地说好几天了。如果孩子是腹泻，医生问拉的是什么样的大便，我们一定要说清楚大便的颜色和性状(如究竟是黄色的还是黑色的，是像鸡蛋汤还是像稀粥)以及气味等。问孩子拉的稀便是什么味儿时，一定要跟医生说明究竟是腥臭、酸臭还是腐臭。如果是因为发烧带孩子求医，在医生问到怎么个烧法的时候，一定要向医生说明白是一直烧着不退，还是有时能退下来；都是在什么时候发烧，什么时候退下来，是用药以后退下来的还是自己退下来的；发烧的时候是多少摄氏度，退烧以后是多少摄氏度；退烧时和退烧后出汗了没有，汗多不多，是水样的还是发黏的等。只有这样才是真正对孩子负责，真正关心孩子。

另外，在送孩子去医院就诊之前，除了应该把孩子这次生病时和生病后的表现整理汇总以外，最好还要把以前给孩子看病的资料，不管是图片的还是文字的，能找到的都带上，以便提供给医生在本次诊疗中参考。需要格外说明的是，如果发现孩子的大小便不正常时，也一定要及时收集起来，装到密封的透明容器里，冷藏保存后及时带到医院以备查验。还有比方说孩子的呕吐物和鼻涕、痰液等，最好也能同前处置后带去医院让大夫看看。如果孩子身上出现一些发作性的皮肤损害，过一段时间又自行消退的，可在发作期间用高分辨率的相机拍照后带给医生以备诊疗时参考。

当临床医生给孩子看完病做出相应的诊疗方案时，不管是因当时诊断不明和病情危重需要留院观察的，还是诊断明确，必须住院治疗时家里都需要安排一个体质好的、负责任的、文化程度高而又仔细认真的成年人来陪护。因为不仅住观察室的需要随时注意并及时汇报孩子的病情变化，住院的也必须随时观察孩子的治疗效果和临床表现，并随时告知医务人员以期缩短病程和疗程，避免和减少不良反应对孩子的危害，还可以减少一些不必要的辅助检查项目。

如果是门诊治疗带药回家的，一定要向医务人员问清楚各种药物的名称，以及使用方法和注意事项，并在回家后向看护孩子的家庭成员交代明白，而且最好是谁带孩子去看的病谁负责孩子在家的治疗和护理。治疗期间一定要按需按量按时给孩子用药，不同的剂型用不同的方式，保证足量给孩子喂上。如果用药时因孩子不配合而造成抛撒，必须把不足的量及时补上。给孩子用药时一定要耐心细致，循循善诱，想方设法地遵医嘱用药。

在这里需要特别提醒的是，一些不同剂型口服药的使用问题。一般情况下，片剂和小丸剂可以让孩子直接吞服或用温水泡化了喂服，但如果是一些糖衣片、肠溶片和胶囊剂，投喂时就该特别注意了。因为某些药物口服后可能会刺激胃黏膜引起不舒服的感觉，甚至影响胃功能造成胃损伤；而某些药物口服后会受胃酸的影响而降低疗效。药品制造商在生产这些药物时事先给予加工，如给表面覆以薄膜和装入胶囊，让其不在胃内崩解溶化而到小肠内才分解吸收。此类药物如果被研碎了或掰开了喂孩子时，这些屏障保护作用就被破坏了。还有一些药物因其口感不好，病人特别是小孩子难以接受，生产厂家就会在其表面包上糖衣或涂上各种鲜艳的色彩来消除患儿的恐惧感和反感，这样的药物就必须训练孩子们直接吞服咽下。家长们可以事先用面粉做成如药片、药丸大小的样子，蒸熟后让孩子锻炼着直接咽下，或将糖果切削加工成药片或药丸大小的形状，让孩子学着不用咀嚼而直接吞咽。这种训练也可在孩子健康时进行。对于半岁以内的小婴儿，可事先将药片和药丸溶解稀释为药水，口感特别不好的，可酌情加点糖或者是蜂蜜，然后用小注射器（不带针头）或软塑料眼药水瓶子，将药水吸取后在孩子浅睡眠的状态下滴到唇内牙前的口腔前庭里。每次不要太多，而且温度要合适，争取让孩子在不知不觉中将药物咽下去。每天几次的药物在难以保证按时按量投喂的情况下，如果没有特殊医嘱要求的可以不拘次数和时间，只要把一天的量在一天内喂上就行了。门诊带药回家治病的孩子，给药固然重要，对患儿的护理工作也同样不可忽视。所谓“三分治七分养”，这个养，指的就是护理和调养。

护理工作的目的是协助医生做好诊疗辅助工作，它的主要内容包括疾病的观察和各种生命体征数据的收集、汇报，各种诊疗措施的给予和善后，患者生活方式的保健和生存质量的保障等。家庭护理特别是对生病的孩子的护理着重应该注意以下几项内容：

(1)因为是门诊治疗,医生不可能随时出现在你身边,那么患儿病情的变化和疗效的观察及病人对治疗的反应,就必须有专人反馈,这项工作只能由家庭成员来承担,在复诊时完整地向医生汇报。

(2)因为是在家里进行治疗,各种治疗措施的给予,必须由专人承担,而且最好能自始至终。如果的确有特殊的原因需要中间换人的时候,应该认真做好药品和用具,以及给药种类、数量、时间和方法的交接。

(3)对孩子的情绪,饮食,睡眠和排便等给予热心细致的调理和照料,努力给孩子创造一个温馨的、有利于疾病康复的家庭环境。

(4)因为疾病本身就能消耗人的体力削弱抵抗力,所以在整个治疗过程中,包括恢复期都应该让孩子休息好,尽量不带孩子出门,谢绝小朋友来访,让患儿保存体力,并努力避免重复感染的发生。特别是有四肢外伤的患儿因为创伤和内外固定的原因使其自身协调性降低,更应避免摔倒造成第二次伤害。

(5)在恢复期可以陪同孩子做一些力所能及的游戏、学习和娱乐等,使孩子逐步增强体力,回到健康状态。

(6)在整个治疗和康复阶段,如果发现孩子有不预期的异常,应及时复诊,以免延误诊断和治疗。

其实,少年儿童的疾病远比成年人简单得多,除了先天性(包括遗传性)疾病以外,大部分都是吃出来、冻出来的病和过分调皮造成的疾病和伤害。其中吃出来的主要是消化道疾病，如消化不良、胃肠炎和食物中毒以及肠寄生虫感染等。另外还有逐渐增加的，特别是在文化层次低的家庭多发的营养过剩"肥胖病"。冻出来的病主要有普通感冒、流感和各种上呼吸道炎症、风湿热等。过度调皮则主要是指能造成意外伤害的机会，如摔、碰伤，虫、兽咬伤和烧、烫伤、电击伤以及溺水等。而相对不调皮的孩子这种机会则明显减少。所以说如果家长对孩子上心了、负责了，前述这些伤病在大部分情况下都是可以而且能够有效预防和避免的。

比方说吃出来的消化道疾病。大部分孩子都好动，活力四射，运动的结果就是出汗多，而出汗一多就容易口渴，在又热又渴的情况下，孩子们就喜欢喝凉水。家里如果没有事先准备好的凉开水，孩子们往往会图省事，直接用嘴对着自来水龙头喝生水。有时孩子们在外边玩饿了，回到家一看到有吃的，也顾不上洗手大部分都是拿起来就往嘴里填。还有如果是家里有刚买来的或者是他们最爱吃的水果，也往往是不等得洗干净就直接吃。以上这几种情况都容易使孩子得各种各样的肠道疾病，特别是寄生虫感染。

再就是有些家长错误地以为孩子吃得越多，就越能长得快、长得壮，因此一有机会就像填鸭式地喂给孩子吃，结果轻则造成孩子消化不良，重则撑坏了胃，导致胃下垂或者急性胃扩张。即使前述这几种情况都没有出现，也会给孩子养成多吃、贪吃的坏习惯而导致营养过剩造成肥胖，给孩子的健康和寿命带来很大危害。

再就是由于父母和其他家庭成员不懂得合理而全面的营养搭配，造成孩子不同性质、不同程度的营养障碍，影响了孩子的健康成长。要想让孩子避免挑食、偏食，必须从添加辅助食品那时候做起。只要是孩子能吃的，家庭条件允许的就尽量争取让孩子吃上。等孩子一岁左右时渐渐地懂事了，家长就要以身作则，想让孩子吃什么时自己就先带头吃起来，而且还要做出吃得津津有味的样子，让孩子羡慕和模仿。

对于一些口感有明显选择性的食材如苦瓜、辣椒、榴莲等也不必勉强要求孩子们接受。但是某些含有特殊营养物质和稀有元素的食材，如海带、牡蛎、鱼肝油等则最好能设法培养孩子对它们的接受能力。某些粗粮、杂粮口感欠佳，做父母的一定要本着关心孩子成长的爱心，多动动脑子进行粗粮细做，努力改善其口感。除了搭配和添加别的食材以外，还可以在成品的形状上下点功夫，比如做成各种各样的小动物形状或者卡通图案里的样子来吸引孩子们的注意力，吃的时候再抹上点果酱，花生酱之类的，以提高孩子进食的兴趣来增加摄入的机会。对于一些平时不爱吃炒菜和炖菜的孩子，可先从水饺、馄饨和包子等有馅的食物开始加入蔬菜结构，并不断增加其在馅儿中的比例，再慢慢过渡到直接食用或凉拌一些新鲜好吃的可生食的蔬菜，如西红柿、黄瓜、生菜、莴苣等，以增加维生素 C 和矿物质及纤维素的摄入，时间长了孩子们就会逐渐愿意吃蔬菜了。水果类的摄入一般问题不大，孩子们拒绝吃的水果很少。但是饮料类特别是含色素和各种添加剂的饮料，应当尽量不让孩子接触。如果孩子实在想喝，可以让他们适当地喝一些由正规厂家生产的，用纯蔬菜和水果加工的饮料。而且最好自己在家用榨汁机现榨，也可让孩子参与其过程。榨好之后适当加点儿蜂蜜、牛奶和其他色泽鲜艳的草莓汁、西瓜汁等，改善口感和色泽以抵御那些超市里卖的瓶装现成饮料的诱惑，从而保障孩子的饮食安全和身体健康。

对于已经出现的由于营养过剩而非代谢异常或其他疾病所造成的小胖墩，除了带孩子多做运动以增加其热量和脂肪的消耗以外，还应该设法控制他们的饮食摄入量。一方面是尽可能地减少其吃零食的机会和数量，另一方面就是在保持合理的饮食结构比例和保障其生长发育需要的前提下，逐步减少每餐每种食物的数量。如果孩子开始抱怨吃不饱，可以专门制作一些含热卡低而营养丰富的食品。比如说包一些各种蔬菜和水果馅儿的蒸包和水饺等让他充饥（有时喝些温开水也能明显降低食欲）。一般胖孩子都不愿意运动，或者只是象征性地做做样子，稍微做的强度大点就气喘吁吁，根本坚持不下来。遇到这种情况时家长可以循序渐进地引导他们坚持锻炼。先观察孩子的兴趣，看他喜欢和爱好什么样的体育项目和锻炼方式，选出力所能及的、条件允许的、切实可行的来陪同他们进行锻炼。

每个孩子都有自己的爱好，都有自己的兴趣，我们一定要做到寓练于乐才能让他们愿意接受并坚持下去。孩子们都好玩，家长们就必须让他们在玩中练，边玩边练，千万不要急于求成，不能有锦标主义而进行超负荷的训练。因为这样不仅会引起孩子们的反感，还会对孩子们的身体健康造成不同程度的伤害，欲速则不达。

一说起让超重的孩子减肥，很多家长会简单地认为就是让孩子少吃饭，吃“孬”点。而且不注意方式方法和口气表情，只是简单粗暴地去干涉孩子的饮食习惯和结构比例，以及进食数量，那样不仅会由于孩子的抗争和偷吃达不到预期的效果，还会不同程度地造成孩子的营养不良，罹患某些代谢方面的疾病。正确的做法应该是首先给孩子说明减肥和控制体重的重要性，而且要语言生动，容易被孩子们所接受。然后因势利导地跟他们共同制定一个控制饮食的计划，一定要做的切实可行，循序渐进。比方说可以少吃零食而不能写上不吃零食，可以吃别的热量低的孩子们喜欢吃的食物，但不能写上不吃肉和不让孩子们吃一点儿正在吃的和特别爱吃的能造成肥胖的食物。

实际上大部分家长都不懂甚至错误地以为营养过剩就是吃得太多、吃得太好造成的，实际上营养过剩的概念不在于你吃什么，也不在于吃多少，关键是你吃的食物能不能被机体转化为能量全部利用和消耗掉。而如果有剩余的就会以脂肪的形式储存起来，这就是发胖的原因。所以要想有效地控制体重，避免肥胖，就必须量出为入，即身体消耗多少饮食就补充多少。但这种模式仅仅只能控制体重不再增加，而不能用于减少那些已经增加和存在的体重。

对于已经肥胖起来的人，原则上应该是采取消耗大于摄入的模式。具体指标和饮食控制可去咨询医院的营养师，让他们根据你的饮食结构、数量比例和你每天的作息规律、职业、环境和劳动强度等算出你每天生存所需要的卡路里（能量，下同），生活所需要的卡路里以及运动和工作状态所需要的卡路里，然后折算出相当于多少脂肪，蛋白质和碳水化合物，再告诉你如何搭配，吃什么饭菜、各吃多少、每日几餐、什么时候补充、什么时候控制等。

一般情况下，中国人虽然由于民族不同，地域不同，生活习惯和养殖、种植的作物不同而有饮食结构和比例上的差异，但基本上也只是大同小异。无非就是牧区的人肉奶比例多点，水边上的人鱼虾多点，平原上的人粮食多点，山区的人干鲜果多点而已。主食还是以米面居多，副食则以肉类、禽蛋和蔬菜水果偏重。各位家长可以根据自己家里的实际情况和经济承受能力以及饮食习惯，把经常吃的食物大致上分分类，再按自己和孩子的饭量把每天吃的各种食物，从数量上各分为 10 等份。从第二天起先各减 2/10，连续十来天后体会一下，如果没有饥饿感和无力感就把各种食物再各减 1/10，然后再观察十天半月的，在劳动强度和生活规律无变化的前提下，如果还没有出现饥饿和无力的感觉时，就各自再减1/10，然后再观察十天半月的。以此类推，直到出现平时没有的饥饿感和无力感时，那些数量就是你和孩子维持生活的最低限度了。从第二天起各自再酌情增加1/10或0.5/10的量（孩子应加的多一点，因为他们还要满足其生长发育的需要），以没有或稍微有点儿饥饿感但没有无力感为限度，并继续维持下去。但是在参加运动或工作量增大，以及需要熬夜的情况下应再加上各自的十分之一二。如果哪天你和孩子处于休息状态，就必须再减下来。长此以往，持之以恒，成了习惯就很自然很熟练了，也就不用担心你自己或孩子超重了。如果已经肥胖超重了，一定要把各种食物的摄入量始终控制在有饥饿感，但体力和精神精力尚未受到明显影响的范围内。意即所谓的摄入少于消耗，坚持下去，相信体重肯定会慢慢减下来的，而且随着时间的推移，饥饿感也会逐渐消失的。

有关孩子吃零食一向是困扰家长的头疼问题。很多家长朋友都知道孩子吃零食不好，也想管住孩子，特别是那些一边看电视一边吃零食，一边做作业一边吃零食的孩子。还有那些和别的孩子嬉笑打闹做着游戏还没耽误吃零食的孩子，既影响学习又不卫生，还可能被呛着。但管松了孩子不听，管严了孩子哭闹，爷爷奶奶外公外婆的还不高兴：孩子们有了支持者有恃无恐，更不听爸爸妈妈的话了。一气儿吃下去，吃得营养过剩了，成了小胖墩的有之；吃出肠胃炎的有之；吃的感染了肠道寄生虫的也有之。所以，避免让孩子养成爱吃零食的习惯非常重要，一

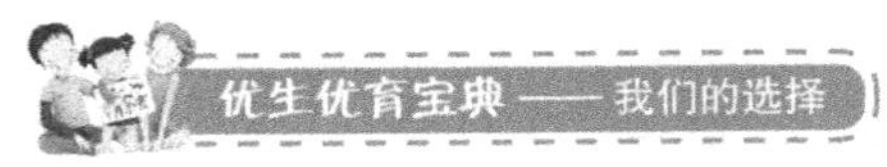

旦养成了习惯，必须尽快给予纠正。

让孩子不吃或少吃零食是每个家长应尽的责任，那么有什么好办法能做到做好这一点呢？要知道，孩子们正处在成长发育阶段，再加上孩子们天生好动爱玩，身体需要的营养较多，代谢又快，如果像成年人那样一日三餐，往往满足不了机体的需要而容易发生饥饿感。并且多数孩子自控能力比较差，经常管不住自己，出于本能，饿了就想往嘴里塞东西，一般不会去考虑有没有到吃饭的点儿，也不会去想还没洗干净手就去拿东西吃，会不会得上传染病，更不管它是凉还是热、是生还是熟。还有就是尽管当时不算很饿，但是当看到别的小朋友拿着食物吃的情况下也会眼馋肚子饿，所以我们做父母的每当看到孩子一回家就要东西吃，或者没洗手就吃东西，也不管凉热就往嘴里填，或看到别的小朋友吃什么就跟你要的时候千万不要粗暴地拒绝他们，训斥他们。而是应该积极地、非常热情地问候他们，如果他们真的饿了，就赶紧让他们洗净双手，拿出事先准备好的他们爱吃的食物，并尽量让他们在自己家里吃完了再出去玩。如果外边还有小朋友在等着，也可以允许他们在外边跟小朋友们一起吃，但必须要告诉他们在外面吃东西不卫生，容易肚子疼，最好能把小朋友请到家里来一块吃，还能喝上热水。

随着孩子们的逐渐长大，相信他们会理解家长对他们的关爱的。好习惯在于养成，只要做家长的尽心尽责、不懈努力，一定能慢慢改变他们吃零食的坏习惯。

再就是家里一定要有专人负责孩子的饮食，不能光让孩子迁就大人一日三餐的生活方式，有条件的最好能让学龄前和小学低年级段的孩子们吃到一日五餐，或在两餐之间加喂一些饼干、面包、牛奶或其他含热量高的饮食。如果我们平时给孩子准备好了“放心食品”，孩子饥饿了能随时吃上就不会再乱吃别的东西了。

现在随着人民生活水平的不断提高，发生冻伤的机会基本上已经很少了。咱们所说的冻出来的病，主要是指地当人的身体从温度较高的环境中突然换到温度较低的环境里时，机体的体温调节机制来不及适应，上呼吸道的黏膜下血管受冷空气的刺激而急剧收缩，导致黏膜组织中原有的杯状细胞分泌黏附以及柱状细胞的纤毛摆动和排除功能减弱或丧失，细菌和病毒或其他致病微生物得以存留繁殖并侵入人体造成的各种呼吸道疾病。常见的有普通感冒和流行性感冒，咽喉炎，气管、支气管炎，肺炎等。有的是初次发病，有的则是慢性呼吸道感染的急性发作。一般情况下在干燥寒冷的季节，比如冬春季是上述疾病的高发期。特别是流行性感冒，一旦气温、风向等条件具备，人们不适时进行防护的情况下，很容易造成大面积、大数量的传播和流行，2～7 岁的学龄前儿童更是难逃此劫。而疫苗的预防性注射因其选择性太强，且致病微生物又极易发生变异，所以临床使用效果不是很理想。但也并不是防不胜防，只要我们掌握了它们的发病规律，及时采取有效的防护和治疗措施还是能避免被

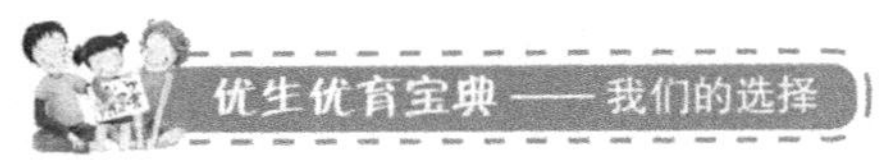

传染的。

孩子在外边奔跑玩耍和踢球做游戏，活动量太大累得出了一身汗，这时如果赶紧休息，并找个暖和的地方擦身体，换上干燥的衣服，再及时让孩子喝上温热的淡盐水，补充消耗的水分，一般情况下就能避免受凉的病。而戴口罩的目的是为了给呼吸道创造一个温暖潮湿的小环境。在一般情况下，处于温度25～35℃，相对湿度在50%～70%的环境中，呼吸道是不容易生病的。在20个世纪早期及以前，还没研制出抗生素，遇到肺部生物感染或其他呼吸道慢性疾病的患者，医务人员都是让他们到海边去疗养，因为那里有温暖潮湿的海洋性气候和环境，可使一些程度比较轻的肺部疾病（肿瘤除外）患者的病情得到缓解和控制。

可以在外出后回到室内时，尽快吸入温热的水蒸气也能有效改善呼吸道的内环境，减少致病微生物感染的机会。具体的操作方法就是用一个大的能保温的容器，倒上热开水以后，在适当的距离用鼻子对着冒出来的热蒸汽呼吸（以烫不到鼻子为度），一般每次持续半小时以上。即使已经患了呼吸道感染，在药物治疗的同时，每天数次坚持吸入热蒸汽，也可以明显缩短病程，改善自觉症状和病理体征（特别是在有痰不易咳出的情况时）。

慢性上呼吸道感染一般情况下是指由于以前在得了急性上呼吸道的感染性疾患，如普通感冒、流感、鼻窦炎，急性咽喉炎和急性气管炎以后，就诊不及时或治疗不彻底，上呼吸道的特殊黏膜上皮没能全面彻底完整地修复。要么始终敞着创面和伤口，平时由于机体抵抗力强，局部感染的少量致病微生物不足以引起临床症状，或症状轻微患者没当回事；要么急性炎症时造成的黏膜创面被瘢痕组织所代替，由于这些瘢痕部位的组织结构没有特殊上皮细胞的黏附清除和溶菌功能，所以当前面或后面的正常黏膜上皮排过来的带有病原微生物和吸入灰尘的“黏液毯”移送到此处时就会停滞不前，并在此积聚繁殖，当达到足以引起疾病的数量或当身体因为疲劳和感受风寒而抵抗力降低的情况下，就会重新侵入人体造成局部的感染而出现相应的症状和体征。

在鼻子部位的出现发痒、打喷嚏、流鼻涕，在咽喉部位的出现嗓子干疼和咳嗽等，在气管部位的则会出现胸闷、气喘、胸疼、咳嗽、咳痰等。如果是因鼻窦炎复发，还会出现头疼、头昏等症状。病情较重导致毒血症的情况下，更会出现畏寒、发热、浑身酸疼这些感觉。

那些不懂装懂、自以为是的人就会自作主张地到药店和诊所去买点儿“感冒药”，或从家庭中自备的药箱中找点儿自己感觉或家里人觉得对症的药给孩子吃上。偶然碰巧了，可能会减轻症状病情好转，再休息上几天，等急性期一过又恢复到慢性状态时就以为是好了。

但是实际情况并不像一般人想象的那么简单，轻者因为治疗不及时或用药不对路而不管事，重则延误治疗使病情发展转化。比方说咽喉炎可以导致扁桃体炎和扁桃体周围脓肿，甚至还可以使炎症向下蔓延而累及气管；鼻炎可以引起咽鼓管炎和中耳炎。反复发作的上呼吸道感染，还可诱发风湿热和急性肾小球肾炎。高热、毒血症严重时，在小儿还可以导致心肌炎和中枢神经损害等等。而这些病可不是到药店里买点儿药或找点儿家里以前吃剩下的药就能治好的。即使到了诊所或卫生室，也不是每个基层医务工作者都具备诊断技能和治疗条件的。一旦延误诊治，可就不是得个感冒那么简单了，甚至有可能会留下终身的遗憾。

孩子“作”出来的意外伤害，如溺水、火灾、触电、车祸和由于攀爬造成的摔碰伤，以及逗弄小动物造成的咬、抓伤。还有在野外由于无知无畏，被虫、蛇、兽咬、蜇伤，等等，大部分都是可以避免的，但有些则是防不胜防，非常难免的。小孩子天性爱玩水，爱冒险又特别爱模仿，容易受别人的教唆和诱惑而涉水。每年都有很多溺亡的病例，特别是在炎热的夏季和放暑假期间。如果家长疏于管理和教育，再加上孩子调皮任性，就很容易出现意外或发生事故。

随着科技的发展，人们生活水平的提高，家庭的电气化程度和应用范围也在不断增加。电作为一种能源，因其在生产和生活中的便利和广泛，使用率越来越高。家家户户、里里外外到处都有明的暗的电线和大的小的插座，给居家生活带来方便的同时也平添了许多隐患和危险因素。

由于小孩子对什么都感到好奇，大人越是不让他们去的地方和接触的东西，他就越是想要探索一下。最危险的地方就是老化而裸露的电源线和已经损坏的灯头、插座。婴幼儿发生触电的概率是很低的。最可能出现的情况就是放在桌（茶几）面上的和安在较低位置墙体上的插座。如插孔较宽大，小儿出于好奇，可能会将手指伸进去而触电，3～5岁的孩子也可能会将小铁钉、铁丝和金属筷子等导电的物体插入而发生危险。这种情况的防范措施就是用厚的胶带和伤湿止疼膏之类的橡皮膏药粘贴在插座表面。注意一定要粘贴牢固严密（可移动的插排最好套上一节自行车内胎）。然后在停电状态下，用小刀在插孔处割上条小缝，再用相应的插销扩张一下，就能达到既不影响正常使用，又能在无插销状态下尽量缩小插孔缝隙的效果，有效减少和避免小儿发生触电的机会。不过在使用一个时期后，当胶带的插孔处渐渐松弛变大时应及时更换新的覆盖以确保安全。

如果在自己家里发现有小儿触电的情况时切忌慌乱，可以通过切断电源开关或用不导电的、干燥的物体如衣物、纸张、竹木棒等把电源与孩子的身体分开。孩子哭闹不要紧，如果孩子已经昏迷甚至没有了呼吸，应该马上就地抢救，实施人工复苏术。同时大声呼喊救助，让别人帮着找医务人员来，切忌光抱着孩子企图叫醒他。因为这样做不光于事无补，反而会把宝贵的抢救时间给耽误了。

只要家长朋友们有足够的责任心，车祸和其他意外碰撞事故在较小的孩子身上一般不会自己造成。较大点儿的孩子在家和出门时家长必须随时提醒其注意安全，并给他们指出可能存在的危险因素。尽量不要让孩子单独上公路，更不能让未成年人驾驶机动车辆。带孩子过马路时一定要严格遵守交通规则。

大部分小朋友都喜欢和小动物玩儿，小动物们对于不熟悉的人天生就有戒备心理，一旦感到有被攻击的可能，如抚摸和牵拉时力度过大造成不适或疼痛时就会立刻反击。所以一定要告诫自己的孩子，别人家养的和野外跑的小狗、小猫等小动物不能太接近，更不能企图去抚摸和逗弄。如果一旦不慎被小动物抓伤和咬伤可以根据伤情采取不同的处置措施。表皮擦伤，只有少许渗血和渗液的，可立即涂敷 2% 的碘酊，每天涂抹两三次，连续涂抹两三天，等伤口干燥结痂了就行了。如果遇到伤口较深和有活动性出血的，应尽快赶到医疗机构，请专业医务人员给予恰当的治疗。至于是否需要注射狂犬疫苗或抗毒血清，可以直接咨询当时接诊的医务人员。对于蛇类和毒虫咬（蜇）伤的情况，在不能判断是否有毒或毒素种类的时候最好不要自行处置，必须马上赶往最近的医务机构寻求专业诊疗。如果离医疗机构太远或没有寻求医务人员帮助的机会，可先在伤口的近心端结扎一条止血带以暂时阻断局部的血液向心脏的回流，然后尽快用嘴去吸吮伤口里的液体，吸出后马上吐掉（一般情况下经口腔黏膜吸收的少量毒素不会对身体造成危害），最大限度地减轻甚或避免生物毒素对孩子们生命的威胁。但是止血带不能一次扎的时间太久，否则会影响被结扎远端的血液循环。

实际上严格来说，并没有专门为孩子制造和使用的专用药。因为人类的疾病就不是成人和孩子分开长的，只不过是有些药物不适宜在某些年龄段使用，也可能有些疾病的发生较集中于某些年龄段，因此在药物的临床使用上有些具体的要求和限制。但在治疗方案和用药种类上是没有区别的，只不过是按年龄、体重和体表面积在剂量的使用上有所差别。而且更多的情况下是根据病情轻重而决定使用的单次剂量和总量，与年龄也是没有直接关系的。有时候有些厂家为了方便和适合儿童服用，在剂型和口感上做了改进，如添加诱人的色彩、做成好看的形状和用甜味剂改善其口感而让孩子们乐于接受。有时还在外包装印上婴幼儿的形象和卡通图案来吸引孩子们的注意力，使之产生亲切感。

如果家长担心孩子可能会吃多甚至是吃错药，那么在孩子生病时最好不要图省事而自作主张地去药店买药或听信亲友邻居的建议擅自用药，应及时带孩子到医院或找专业的医务人员给予合理、正规的诊疗。而且使用的药品一定要放置妥当，防止不懂事的孩子误服。

儿童用药剂量的计算和使用，有按千克体重计算的，有按体表面积计算的，还有的是按月龄和年龄计算的，稍有不慎就会出错。用少了达不到预期的疗效，用多了就容易出意外。还有每日每千克体重多少克或多少毫克，分几次在什么时间什么情况下使用。又有每次每千克体重多少毫克、多少单位、多少毫升，每天用几次或多长时间用一次的。咱们好多家长朋友本来数学就学的不怎么样，按说明书上这么绕来绕去的一弄少不得就晕头转向了。给孩子吃药可不像吃糖豆那么简单，多一个少一个早一点儿晚一会儿的关系不大，有时就会出现失之毫厘差之千里的事。因此，好多家长就特别关心，有没有一种药物和方法能让孩子少生病或不生病，生了病以后能不能不吃药或少吃药也能痊愈的问题。其中最关注的就是一些标榜能提高人体免疫力的药物，还有免疫球蛋白的使用问题。

多数人认为这类药物既然能提高人体的免疫力，那么不管是男女老少，长什么病到什么程度，只要用上就能管事，就好像家庭生活困难领救济一样。特别是临床上注射使用的免疫球蛋白，在以前的一个时期一度出现了滥用的状况，结果由于其适应证和禁忌证掌握不严格，反而出现了一些不应有的事故和医疗纠纷。免疫球蛋白是用别人的含有抗体的血浆制备的，在生物学和医学上属于同种异体蛋白质，有一定的抗原性。在使用过程中，由于接受者的体质不同，容易出现过敏反应。而且由于其本身所含抗体的种类不同，在临床使用上也有一定的针对性和局限性，必须要由专业的医务人员根据不同病人不同病种不同病情酌情选用。同时又因其作为一种活性蛋白质，有其时效性和保存条件，随着时间的推移，其免疫作用会逐渐下降直至消失，即使已经注射到体内也是这样。所以临床上确有免疫功能缺陷的病人，必须随时补充、反复补充才能维持其疗效。

婴幼儿体质弱，容易得病，免疫功能低下只是其中的一个原因。因为新生儿的免疫蛋白是从母体获得的，一般到1岁左右就所剩无几了，而他们自身免疫功能的建立，则有待于感染机会的发生。"没有感染就没有免疫"，大部分的传染病在感染人体后，其致病微生物都可刺激免疫系统产生相应的抗体，用以对抗本次感染和防治再次感染的发生，有些甚至是终身免疫。但这一状态的出现必须有个前提，那就是小儿必须有个好的体质。也就是说，小儿必须要有一个健康健全的免疫系统和免疫功能，如果缺乏这些，不仅在接触抗原后不能产生相应抗体以抵抗疾病，反而可能因感染而造成体质进一步下降导致病情加重。

所以要求家长在孩子发生感染性疾病时，一定要给予及时有效的诊治，在治疗过程中只要不使用免疫抑制剂一般不会影响自身抗体的产生。另外，做家长的除了积极配合医生的治疗以外，还要加强对患儿的护理，努力缩短病程和疗程，使孩子能尽快康复，保存体力以防后患。随着年龄的增长，活动量和体力的加大，孩子自身的免疫力会逐渐增强。再加上计划免疫的施行，大多数孩子10岁以后再得传染性疾病的机会就很少了。在孩子患病的过程中，一定要让孩子好好休息，千万别在这时候进行体育锻炼。因为所谓的抵抗力就是体力，保存了体力就是保存了抵抗力；消耗了体力，就等于削弱了抵抗力。必须等到疾病彻底治愈以后，体力逐渐恢复正常了，再开始锻炼身体以增强体力，增强抗病能力。除非是先天性免疫功能不全和获得性免疫功能低下（或缺陷）的病人，由于他们自身不能产生足够的免疫力而不得已才给予免疫蛋白注射。咱们大部分人都是可以经过合理营养，体育锻炼等方式来增强体质的。

现在孩子们的学业越来越难，越来越重，越来越多，不知不觉中逐渐造成了一个灾难性的后果——青少年近视率不断上升。正处在发育期的儿童青少年眼睛的功能是在不断发育和完善的，作为影响孩子视距的屈光度也是在不断变化的。其变化和维持取决于影响晶状体厚薄和视轴长短变化的眼部肌肉，而肌肉在持续工作的状态下很容易疲劳。长期处于紧张疲劳状态下的肌肉其力度会逐渐减弱，并且在减弱到一定程度后就很难再恢复了。长时间的近距离用眼会造成眼部肌肉的疲劳，用以改变视距的调节能力降低，再看远距离的目标就看不清了。所以必须及早采取合理有效的诊疗措施，坚决纠正孩子们不卫生的用眼习惯。在尽量不配戴眼镜的前提下改善和提高孩子们的视力，而且必须坚持到成年以后。孩子们早期的轻度近视只要能及时发现和积极治疗，在不配戴眼镜的状态下还是能给予纠正的。

前面我们讲过近视的发生就是因为长时间近距离用眼造成视（眼）肌疲劳，屈光度不能随着视距的变化而调整才造成的。那么我们从改变孩子的用眼习惯上着手，刻意让孩子去看远距离的物体或做调整视距的眼睛训练，再加上眼部穴位的按摩（即做眼保健操）和一段时间的近距离用眼后给予适度的眼球按压（先叮嘱患儿向正前方看，然后让其闭合眼睑并继续保持向正前方看的姿势。

家长用拇指或食指腹在相当于眼球正前方处轻轻施加均匀的压力，以不出现胀疼和头晕为度，维持5～10分钟）。坚持一个时期后，如果视力提高了就说明有效果，应继续重复进行，待视力恢复正常后就可以省略眼球按压这一措施。但必须坚持做眼保健操，每天2～3次并随时进行调整视距的训练。再加上经常参加户外活动和体育锻炼，并刻意寻找远处静止的目标（如广告牌上的文字、字母或数字），在能看清的距离上逐渐后退到看不清时停住，然后开始用双眼凝视该目标。集中精力克服干扰，一直盯住直到慢慢看清。然后再向后退到看不清时，再集中精力凝视到看清为止。如此反复训练并坚持下去，时间长了视距增加了，视力也就提高了。等到两眼裸视力都能恢复，而且能够持续地保持在正常范围内时就可以酌情停止这种训练了。

第十九节　孩子素质和能力的优育选择

父母是孩子的第一任老师，也是孩子终生的老师。

常听到有些父母总是抱怨自己的孩子如何如何不听话、如何如何跟自己对着干。他们不去从自己身上找原因反而振振有词地说自己的孩子进入了“叛逆期”，也不管身边的孩子是五六岁的还是十来岁的，都在找这样的理由并把它当作管不好孩子的借口。作者个人认为叛逆是一种心理反应的外在表现，每个人的一生中随时都可能在条件具备的时候产生，好像没有那么明显的特定的时期。如果某一阶段比较突出也只能说明那时孩子和大人的矛盾比较尖锐，而且无法或没有机会通过交流在亲情的作用下缓解和消除。这种情况下一般成人是意识不到的，对出现问题的原因大部分也都茫然无知。但孩子们则完全是有目的有计划的，就是想引起大人们的重视，看到他的存在，想到她的需求：就是想让大人们拿着当回事！但可惜而又可悲可叹的是出现这种情况和导致这种状况的家庭成员，除了指责和抱怨孩子不懂事，不听话以外，从来不从自己身上找原因，深刻反省到底哪里出了问题，应该如何解决。

一般情况下孩子不听话，甚至故意和父母对着干的主要原因有三个。一是孩子的愿望没得到满足，心里怄气。二是因为觉得父母做的和说的不对，但是又不敢当面反驳。三是认为父母的水平低，还不如自己；或是因为父母曾经有错误的言行而被孩子抓住了把柄，因此对父母的管教不服气。如果做父母的能力强了负责任了，总是能及时知道孩子们在想什么、做什么，正确引导和处理好孩子们遇到的各种问题，给孩子耐心的解释和热情的帮助，让孩子知道你什么都比他强，离了你不行。赢得了孩子的信任和尊重，她还能不听你的话和你作对吗？

人们生活水平的提高，国家的兴旺发达，都离不开科技的进步，而科技的进步又都有赖于科学家们的努力。崇尚科学尊重科学尊敬科学家是一个国家国民素质高和国家社会制度先进文明的一个重要标志。如果我们想让自己的孩子将来也能成为一个科学家，作者给出的建议是：

一是培养孩子对事物的好奇心。实践证实，好奇心是探索和追求的原动力。出于好奇，人们可以付出时间、精力和财富，甚至为了满足好奇心，人们可以去冒险。父母从小启发和培养孩子们的强烈好奇心，就能激发他们的求知欲，有了强烈的求知欲，就能主动去学、去问、去探索。那么好奇心是怎么被培养出来的呢？大家都知道，人类通过眼、耳、鼻、舌、身这五官来感知世界，各种刺激以各种方式通过神经纤维传入我们的大脑，使之产生各种不同的感觉。经过高级神经中枢的整合后根据不同的需要做出不同的反应，再通过传出神经纤维送达有关的效应器官，出现相应的功能展示。

一个月以内的婴儿就能对声音和光线以及对皮肤的不同刺激有反应。随着月龄的增长，小儿逐渐开始用五官去观察和探索周围的事物。一岁左右的小儿主要是用嘴去感知，不管拿到什么东西。咬咬能吃的、口感好的就直接吃下去了，不能吃的、口感不好的就吐出来，尝到有刺激性的，干脆就哭，这就是他们对探索的反应。家长要做的就是用鲜艳的颜色挑逗他们的眼睛，用动听的声音挑逗他们的耳朵，用好闻的气味刺激他们的嗅觉，用好吃的食物刺激他们的味觉，用温柔的抚摸刺激他们的触觉，反复给予，不断强化。并对因所给予的刺激而做出的有意识的反应及时给以适当的、能为小儿理解和接受的热情的鼓励和奖赏。

在孩子会说话以后就可以经常和他们做一些探索和寻找的游戏。比如给孩子买了玩具先别直接给他，而是换个包装或藏在袜子和口袋里，让他猜猜是什么，如果实在猜不出来时就让她用手来摸，通过触摸物体的形状和质地来判断是什么玩具。说不准确也不要紧，只要能猜个大概就行。

再大些就可以带他们去接触新鲜有趣的事物，比如去博物馆、科技馆、动物园来诱发他们的好奇心和求知欲，并加以引导和强化。一旦发现他们悟出了什么大人没有教过的知识，就应该及时给予表扬和鼓励，必要时还可以给予物质上的奖励。学龄前进入幼儿园以后就应该开始培养他们对知识的好奇心，培养他们学习文化知识的兴趣，并开始有意识地重点训练他们的表达能力和理解能力，比如让他们去告诉爷爷奶奶或外公外婆一件事。或者给他们设计安排一件力所能及的事情，让他们自己去做，并简单告诉他们做这件事的方法和程序，看他们完成得怎么样，就能知道他们是否理解了大人的意图。做好了给予表扬，做错了给予批评，并再次告诉他们应该怎么做。顺便也培养他们自我完善、自我提高、依靠自己的努力把事情做得更好的能力。长此以往，孩子的好奇心和求知欲就会慢慢培养和调动起来了。

二是培养孩子的观察能力和分析能力。敏锐的观察力是成为一个科学家必须具备的基本能力，只有细致、全面、深入地观察才能发现事物的本质；只有坚持不懈地系统地连续观察，才能发现事物变化的客观规律，才能得出准确的判断和结论，用以指导我们的生活。观察不光是用眼睛，身体的其他器官（主要是感觉器官，如耳、鼻、舌、皮肤）也要充分发挥作用。更重要的是要多动脑子，把观察到的结果随时进行思考和分析，得出初步印象，并拟定进一步的观察计划。要有始有终，不能半途而废。如果在观察过程中自己因事影响其连续性，应托付给身边可靠的助手帮助观察，并随时记录观察到的情况，必要时可以摄影备存。要善于激发、培养和引导孩子观察事物的兴趣和能力，从他们最感兴趣的事物开始入手，逐渐过渡到成为本能。

在日常生活中，对于事和物的观察是不一样的，相对来说事的观察比较抽象，而对物的观察则比较形象和具体。年龄越小的孩子抽象思维的能力越差，更多的是形象思维占了主导地位。所以父母在培养孩子观察和思考的能力时，不光要想到孩子的兴趣所在，更要顾及孩子的思考能力和水平，审时度势，因人而异。尽量掌握在游刃有余的范围内和程度上，不能急于求成，拔苗助长，否则会让孩子反感而出现不必要的副反应。

具体操作可先从物体入手，先观察植物再观察动物，并逐渐过渡升华到观察事情上。观察事情的起因、观察事情的表现、观察事与事之间的关联、观察事态的发展，并做出自己的结论，最好能提出有前瞻性的看法。观察植物时应先观察静态时的特征和表现，如叶片的形状，花的形状和颜色，各种叶子和花朵相互之间的区别等。家长最好能同时给予讲解和学习有关植物学的知识。等孩子们熟练了以后再动态观察植物的生长过程：可以在透明的花盆里撒上较大型的植物种子，如黄豆、葵花籽，等等，观察它们怎样吸水膨胀，如何生根，怎么发芽，什么时候长叶。还可以同时在花盆里种上几个玉米粒，等它们先后发芽长叶时观察这种植物的叶片和黄豆、葵花的叶片有什么不一样。知道单子叶植物和双子叶植物是怎么回事，怎么区别，各有什么特点。藤蔓类植物靠什么能攀缘在别的物体上生长，虫媒植物的花和风媒植物的花在形态上有什么区别。到农田里去观察瓜类植物的雌雄同株异花现象，学会人工授粉的方法。观察它们是在主茎还是在侧枝上结的瓜，在第几个侧枝上结瓜多。还有花生是怎么长出来的，等等。随着孩子们的长大，文化知识的增多，再带他们去认识和观察动物。观察青蛙怎么产卵，都把卵产在什么地方。小蝌蚪是怎么孵化出来的，刚孵化出来的小蝌蚪长什么样子。为什么会有黑色和灰色白斑的蝌蚪，它们后来是如何脱掉尾巴长出四肢的。黑色的蝌蚪后来变成了什么，灰色的后来又变成了什么，等等。有条件的家庭还可以买几个受过精的鸡蛋放在恒温箱里，调到合适的温度后孵化三周，让孩子注意观察小鸡是如何破壳而出的，以及小鸡们是如何啄食、如何吃活虫子的。

以上操作比较复杂，可以让孩子配合操作观察一些简单点儿的，比如养蚕。既可以让孩子在观察思考和学习的同时进行劳动锻炼，比如采桑叶喂蚕，清除蚕宝宝吃剩弄脏的桑叶梗和蚕沙，还可以收获劳动的成果——蚕茧。先让孩子借助放大镜观察幼蚕是怎样从蚕卵里孵化出来的，怎样吃桑叶，什么时候蜕皮，蜕皮几次才能长大，怎么知道蚕宝宝成熟了。成熟后的蚕宝宝们怎样吐丝作茧，剥开蚕茧看看变成蛹的蚕宝宝什么样。再观察一下蚕蛾是怎么破茧而出的，蚕蛾是如何区分雌雄的，又是怎么交配产卵的，等等。既系统地观察了桑蚕的一生，还培养和锻炼了孩子自己动手养蚕的乐趣和能力。如果能够自始至终地坚持下来，对培养和激发孩子的好奇心和求知欲，以及观察事物的兴趣和方法同样能起到很大的促进作用。

等孩子上到初中以后，逻辑思维和理解、表达的能力增强了，语文、数学、英语以及其他自然科学知识也都有了基础，能自己看资料找答案了，就可以开始让他们进行比较抽象的对人和事的观察了。可以用命题作文的方式，比如让孩子描述一下自己的一个亲人（或长辈或兄妹都行）。先用文字的形式描述一遍（以方便在有差错的时候可以及时修改），等他们认为自己写的可以了我们看一遍，或者让他们念给我们听，看他们观察的是否仔细全面，给他们指出不足之处再进行细致的观察，再让他们即兴口述观察到的结果，看看他们的表达能力和概括能力如何，我们再及时给予指导和纠正。

等孩子锻炼的逐渐成熟，能准确描述被观察对象的全部特征，就可以让他们开始进行对事情的观察了。可以预先设计一个情节和一种状况，比如他的两个朋友本来关系很好，最近突然闹别扭，谁也不理谁了，可以让他不参与其中而以旁观者的姿态去观察和了解他们闹别扭的原因，进一步观察他们后来如何解决问题、重归于好的过程。或者去观察一下，原来学习挺好的某位同学近期成绩明显下降，让他帮助找出原因。再观察这个同学如何通过努力解决问题，把学习成绩又重新提高上去的。还可以到市场观察买卖双方的言行，试着分析他们各自的心理活动。观察双方是如何讨价还价，最后达成交易的。观察周围邻居有儿女嫁娶时如何运作，有什么仪式，经历什么过程，结果如何；有老人或病人去世，观察他们的亲属如何丧葬，有什么仪式。也可以试着采访旁观者，了解他们此时此刻的看法，试着说出自己的感受，并设想自己遇到儿女婚嫁或亲人去世时如何对待，怎样运作，等等。还可以就国际国内的历史和目前的局势状态等发表自己的观点，如果给他们机会和能力，他应该如何改变或扭转目前的形势和状态。

总之，随着年龄的增长，知识的增加，视野的开阔，可以不断增加他们观察的角度和纵深，让他们逐渐掌握用科学的方法去观察世界，用科学的方法去思考所观察到的事物，借以提高他们分析问题和解决问题的能力。

三是勤学好问，在拓宽知识面和专业纵深上下功夫。要想成为一个好的有建树的科学家必须具备 3 个基本条件和 2 个基本素质才行。3 个基本条件是渊博的知识、高超的技术、丰富的实践经验；2 个基本素质分别是高度的责任心和适度的胆量。所谓渊博的知识就是，无论什么学问不管哪方面的专业知识都能懂得越多越好。别以为只有在学校里上课时学的知识才是知识，有些知识在课堂上可能是永远也学不到的，而这些知识有可能就是我们生活中必不可少的，甚至在关键时候不可或缺的。世界上没有什么完全没用的纯属"多余"的知识，存在即是合理，只可以学了不用但千万别用着了不会。特别是作为一个科学家，他的学问应该是永无止境的，而且世界上的知识，也是永远学不完的，永远会有新的知识出现。所以家长一定要在孩子处于最佳状态时（一般情况下年龄小的孩子记忆力强，年龄大的孩子理解力强），提供充足的机会和时间让孩子多学多记，为将来能成为科学家打下坚实的基础。

但是我们还要充分考虑孩子的心态、体力和学习能力，不能不管不顾地强迫孩子们学这学那。一定要注意方式方法，寓教于乐，让孩子想学，爱学，才能主动去学。家长们要把主要精力放在如何去更好地调动孩子们学习的主动性和积极性上，而不是仅仅满足于报了几个辅导班、买了多少试题和教辅材料、让孩子做了多少作业上。另外，有些孩子可能不具备成为一个科学家的基本素质，不管怎么努力，也成不了科学家，家长完全可以根据孩子自己的兴趣、爱好和能力及时调整，往别的方向和领域发展也是大有前途的。同时，扩大孩子的知识面也要注意方法和内容，必须剔除糟粕循序渐进才行。在学好文化课的同时努力增加阅读课外书籍的机会，积极参加学校和社会组织的夏令营、冬令营和各种拓展训练。从生活中学习，从做人做事中学习，从周围的环境里汲取自己成长所需要的各种营养，不断完善和提升孩子的学习能力和学识水平。

在孩子有了一定的辨别和判断能力之后，一些负面的理论和现象也可以让他们观摩和接触，让他们了解人性和社会的另一面，不断地给予指导和制约，旨在提高孩子的抵抗力和免疫力，就像生活中为了防控疾病打预防针一样。要不然在将来的学习和生活中当孩子们脱离大人以后再接触这些负面的东西时，就可能会因为不具备辨别和防范的能力而被污染走了下坡路。渊博的知识还包括层面的深化，特别是从事某些专业性较强的科学家在特定的领域里还必须在知识的纵深上下功夫。

所谓高超的技术，是指从事科学研究和成果复制的操作能力。比如医生为了给患者治好病，除了研制和使用各种有效的药物外，要用各种方法诊断疾病，观察疾病的发展态势和转归，还要正确选择使用合适的途径和方法让药物进入人体内的病变部位。当药物达不到预期的疗效或情况紧急、来不及等到疗效时，就必须采取各种手术的方式治疗疾病。临床诊疗需要各种各样的操作，而各种各样的诊疗操作都要有一个试验成熟和改良提高的过程。一个医学科学家的医疗技术越全面越高超，就越能提高诊疗效果和治愈率。而医疗技术的提高则必须在平时的手术操作和动物试验中通过勤学苦练才能实现。同样，一个新的术式的推广，谁的基本操作越纯熟，谁就能重复的越好。

而作为一个教育科学家，之所以相同的教材相同的课时却能教出不同的效果，其中的差别就是执教技术水平的不同。比方说讲义的设计和撰写，课堂讲授和课外辅导的技巧，板书和版图的内容格式，教具和标本的制作，教学进度的把握，优秀生的培育和差生的个别辅导等，都需要有专门的技术和学问。其专业技术的高超与否都直接影响着教学质量。

再比如说一个研究生物的科学家，就必须掌握标本的采集、解剖、制作、保存，以及使用各种器械和仪器进行研究的能力。有一项能力不具备，就可能影响整个的研究过程。但如果技术能力全面而且还高超，那肯定能取得比别人更好的成果和获得更高的效率。但高超的科研技术不是光想想光学学就能做到的。根据作者多年的亲身经历和个人体验，你想不吃苦不付出点儿心血是很难实现的。下面我们就再讲述丰富的经验。

很多人都简单地以为经历就是经验。他们认为经历的越多，经验就越丰富。这种想法和说法以及评判标准都是非常无知和错误的，起码是非常狭隘的。科学的结论是：经历不等同于经验，经历只是一个过程而经验则是一种提高。傻瓜也有他的经历，但他永远不会有经验。无知的人经历再多也于事无补，因为他们不懂得从他们自己和别人的经历中吸取经验教训，用以指导以后的经历使之得以改善和提高，他们能有的只是过去的重复。丰富的经验来自同样丰富的经历和细致的观察，周密的思考以及准确的判断，后面的这几步尤为重要，因为这是一个把经历上升为经验的关键，舍此不行。往深里说丰富的经验又来自于平时认真的总结和积累，再成功的经历你没有把它总结记录下来，并用于指导和提高今后的工作与生活，就好比出了差错不接受教训一样于事无补。另外，经验的获得和积累，也不一定非要都是来自个人的切身经历。有好多别人的成功或失败的经历，同样也可以用来借鉴，成为我们自己的经验财富。而这些过程则更有赖于一个科学家所必须具备的敏锐的观察力和周密的思考能力以及准确的判断能力。光有了丰富的经验还不够，还要把它们归纳整理，去粗取精、去伪存真，由此及彼、由表及里地上升到理论阶段，著书立说，惠及别人和后人。

高度的责任心是做好每一种职业、每一项工作都必须具备的基本素质，更何况是思维和行为都必须严谨的科学家。它来源于3个方面。第一是本能，第二是敬业，第三是训练。有些人天生就不知道负责任，不管是对别人对社会还是对他们自己。家庭怎么教育，别人怎么劝告，组织如何培养都不起作用，这种人是成不了科学家的。但是有些人自幼就有责任心，而且经过培养和训练会逐步增强到把责任看得比自己的生命还重要。只有把自己所从事所承担的工作和事业当作自己最重要的最大的利益,才能产生强烈的责任感;只有敬业才能把工作做好;唯有敬业才能让事业成功。

当然,除了本能和敬业以外,严格的训练也能培养人的高度责任心。家长重视对孩子责任心的培养,不仅有益于社会,为将来能成为科学家打下基础,对孩子个人对自己的家庭也是非常重要非常有益的。从小就必须注重这方面的引导和进行有意识的训练。只要孩子自己能做的就尽量让他们自己做,千万不要认为是为了疼孩子而替他们做。如果孩子做错了事一定要及时给予他们能理解和接受的惩罚方式,让他们记住以后不能再这样做了。

从孩子上幼儿园开始就应配合幼儿教育,让孩子们在家里开始做一些他力所能及的家务,而且要求他们必须有始有终地做好。孩子上学以后一定要让他们明确学习是他们自己的事情,是必须要做好的事情。而且应该让他们深知并切身体会到现在学习成绩的好与坏,对他们现在和将来的生活质量都有着直接的影响。必须建立严格的奖罚制度,还可以有意识地安排他们去做一些对他自己对家庭都有好处,但必须要负责任的事情。家长要不定期地督促检查借此培养和训练他们的责任心。在生活中还可以给孩子出点儿难题,让他明白这件事必须如何做,只能如何做,而且只能由他亲自做,并设法暗示或让他们自己明白做不好这件事的后果。长此以往,他们的责任心就能逐渐增强了。

适度胆量的培养过程是比较复杂而又不容易把握的，很难用一个明确的量化指标来检测，相对于其他几个方面来说难度较大。生活中大家都会有这方面的经验：有些事情你胆子小了做不成，但贼大胆反而容易把事情办糟。搞科研更是如此，太胆小了就很难超越别人，放不开手脚，不能把科研项目往深里做。而盲目大胆了就可能出现本来能防范的风险。正确的做法是在有充分准备和防范的前提下敢于冒险，走前人没有走过的路，做前人没有做过的事。就像我们做临床医疗的一样，遇到危重病人时，你怕这怕那的，既怕治不好影响自己的声誉，又怕万一病重死亡了他们的家属不理解而出现医疗纠纷。所以诊治起来畏首畏尾缩手缩脚，有时因此而错过最佳治疗时机。特别是临床外科，有时手术时机非常短暂而宝贵，耽误几天几小时甚至几分钟结果都不一样，最佳时机往往稍纵即逝。医生和病人家属稍一犹豫，就可能造成难以挽回的后果。

大量的实践结果证实，科学是严谨的，成功是要付出代价的，而且一旦失败付出的代价更大，有时甚至是得不偿失。所以，我们不管是做什么事情，特别是科学研究和临床诊疗一定要谨慎再谨慎，没有充分的准备，没有十足的把握，宁可不为，不可错为。

一个人要想成功，要想为人类、为社会创造财富，最好是能做到在各个领域、各种场合都能发光发热，展示自己的风采，做出更大的贡献。那么，怎样才能把孩子培养成这样的人才呢？

首先，应该让孩子树立明确的人生观、价值观和是非观。要永远“顺乎世界之潮流，合乎人群之需要”。树立崇高的人生目标，并为之持之以恒地努力奋斗。就是不管学什么东西做什么事情都要从严要求，在自己的基础上，在自己力所能及的前提下争取做到最快最好。只要是家庭需要，只要是社会需要，只要不是反动的、腐朽的、丑恶的、对健康有害的，都要尽力去学去做。当家长的更要以身作则，争取让他们在全面学习的基础上根据自己的兴趣有所侧重，在什么都做的范围内根据自己的能力和条件抓住重点才行。而且还要让孩子从小就接受全面的学习和锻炼，进行全方位的培养，特别是有关气质和心态以及思想境界的培训，让孩子们在获得知识和技能的同时，具备良好的心理素质。

对于女孩子的培养，可能和男孩子有些不同之处。好多家长仅仅是“望女成凤”，但至于成为什么样的“凤”，如何才能成为“凤”，就众说纷纭、莫衷一是或一无所知了。现在人们心目中的“凤”，大概就是所谓的“女强人”。比方说英国的“铁娘子”，中国的“铁榔头”，女政治家、女企业家和成名的女科学家、女艺术家等等。但这样的凤毕竟是寥若晨星“凤毛麟角”，机会难得百年难遇。更多的怀揣成“凤”梦想的女孩儿们少部分成了公务员或企业的白领，学有所成的当了科学家或艺术家。大部分则成了打工一族，仅在结婚前后羽毛鲜亮的风光一阵，但很快就进入家庭妇女的行列，垂首敛翅耷拉尾巴，只有嗟叹命运之不公，埋怨别人之无情的份了。倒是一些看似默默无闻，实则天资聪颖却又脚踏实地的女孩子，在经过知识的积淀和资金的积累之后脱颖而出、厚积薄发。开公司、做IT，生意做得红红火火、财源广进；事业搞得蓬蓬勃勃、风生水起，成了改革开放新形势下的弄潮儿。

以上有关“成凤”的论述，既是大多数家长朋友们对孩子的期盼，也是正在成长的青少年们的一个美好夙愿。现实生活中还有两种评价和形容的标准，即“大家闺秀”和“小家碧玉”。如果家长有心、孩子有志，同样也能实至名归、各得其所，不失为一种实惠的选择。所谓的“大家闺秀”，过去泛指生于官宦人家，养于深闺之内，自幼诵读经史、熟练礼仪；佛道儒法、左右研习；家教师承、内外兼修。更有琴棋书画、诗词歌赋、吹拉弹唱、女工针线，无一不通、无一不晓。行走坐卧，举止文雅端庄；音容笑貌，彰显大家风范。怎么样，值得羡慕吧？至于小家碧玉则大都是商贾名流、诗书人家的女儿。虽无将相之荣，贵人之誉，但也是从小知书达理、纲常有序。言谈举止，不卑不亢；和睦家人、尊老爱幼。相夫教子、处处得体；持家理财、有章有据。身边有个这样的人，你能不喜欢吗？想不想有这样的结果；盼不盼有这样的孩子？够不上大家闺秀，有个小家碧玉的女儿也挺可人啊。

咱们之所以提到这些中国传统观念对女孩子的选择和培养标准，既不是为了借古讽今，针砭时弊。也不是说想让我们的家长完全按照封建的传统礼教去指导和管理孩子。但是我们仍然可以从中找到和吸取符合现代生活观念和结构方式的精华所在。而且很多的道德和行为标准就是我们中华民族的国粹。我们不仅要继续传承，还要争取把它们发扬光大，以弘扬我们的民族文化、展现我们的民族特色、振奋我们的民族精神、提高我们的民族地位。而且这些描述和这些标准也仅仅是咱们日常居家生活中对不同培养类型的选择，其共同要求主要是集中体现在两个方面，第一是“德”，第二就是“颜”。

“德”指的是品德和素质修养，主要是其受同辈尊敬和让长辈喜欢的能力。“颜”就是现代人所说的颜值，也就是指的容貌。别说以前的封建社会和人们的封建观念，就是当今的现代人，也是把一个人的品德素质和学识能力放在第一位。

随着社会竞争的越演越烈，“德”的概念既变得越来越抽象，同时也变得越来越具体，既可以凭直观感觉考量也可以用客观数据评价。虽然不同的意识形态，不同的文化背景、不同的社会层次对“德”的概念有不同的标准和解释，但有一点是必须统一的，那就是被一个时代、一个国家的大多数人都认可的东西——公德，亦即公共道德。我们的孩子要想走出家庭，立足社会，不管是男孩儿还是女孩儿，都必须加强对他们公德意识的培养。

颜值则主要靠遗传和后期的整容化妆以及人们的欣赏眼光和评价标准。要想改变其遗传基因则往往需要几代人的努力，可选择的周期太长，所以很大一部分想提高和改善其颜值的人急功近利，把心思和钱财都用在了化妆和整容上。古今中外，高颜值在很多时候、很多场合下都能体现它的价值，不仅仅是艺术的。因为它可以扮靓生活，愉悦人心。不仅可以成为人们精神生活中的一道风景线，还是为社会发展提供正能量的加油站。从当今韩国人的角度看，还可以提高国际地位带动经济发展。所以改善后代的颜值，优化人们的生存环境，提高人们的生活水平也是我们每个做父母的应尽的义务。但是如果父母和孩子们单凭其颜值高就想闯出一片天地，成就一番事业的话那就太天真了。毕竟颜值在人生的整个价值中占的比重太少，在社会前进的过程中起的作用太小。高颜值可能会带来财富，但不能创造财富，推动社会发展和科技进步靠的是人的能力而不是容貌。小到家庭生活大到经济建设和国家富强历史进步，特别是处在发展中国家的当今社会，人们更看重的还是一个人的品德素质和学识能力，高颜值仅仅是也只能是生活中的点缀而已。因此各位家长朋友们在自己后代的培养教育上一定要让孩子真正而且充分地明确这一点，还是要把学习知识掌握本领放在首位。

高颜值只能可以利用，但永远都不能作为资本，更不能让其成为商品。即使孩子们的颜值不高，也完全可以通过强化她们自己的能力，提高她们自己的气质来表现心灵美、内在美。用丰硕的成果来证实自己和装扮自己，同样可以俘获别人的爱心，赢得别人的尊重。

第二十节 孩子在学习和成才道路上的优育选择

所有家长都希望自己的孩子能成才，但是成什么样的人才，怎样才能成才，每个家长的标准又都不一样，也不是每个家长都能懂而且都能想明白的。大部分家长都是随大流，看见人家怎么办也跟着怎么办。看人家的孩子都考上大学了，他觉得考大学好；看见人家的孩子出国留学了，他也不管不顾地花大钱让自己的孩子出国留学；看到别人家的孩子上了技校或职专挣了大钱了，又后悔当初没让自己的孩子也上技校读职专。听说谁谁谁的孩子上辅导班了，也赶紧给自己的孩子报上辅导班。

其实一个人的能力是有限的，孩子们的学习能力也是不尽相同更不是无限的。特别是正处在生长发育期的孩子，不可能什么都能学得会，而且也什么都能学得好。小学高年级和初中的课程，已经逐渐地由记忆灌输到理解贯通转化，到了高中阶段，文科、理科分开，就是为了让大部分学生把有限的学习时间和学习能力尽量集中在他感兴趣的、有天赋的、理解力强、学起来比较容易的专业上，这样才能取得好的学习效果。当然，如果一个孩子能够全面发展肯定比偏科更好，但这样的人才毕竟太少了。所以，建议家长们如果发现孩子有偏科的情况，最好及时请教一下任课老师，看看孩子学习不好的原因在什么地方。如果实在是没有这方面的天赋、兴趣和能力，让他把时间和精力集中在其他学科上以弥补这方面的不足就可以了。如果是学习方法不对，以及贪玩、精力不集中的，可以和班主任或任课老师交流一下，共同研究一个好的办法解决孩子的这一难题，不一定非得上个辅导班。

每个孩子的禀赋不同，爱好不同，能力也有大小，适合学什么专业一定要选对。盲目了不行，选错了更不行。在现在的社会环境中还要考虑学了能不能用得上，好不好找工作，能不能为国家做出应有的贡献。

高考前对学校和所学专业的选择往往能影响一个人一生的命运。家长最好的也是最切实可行的办法就是真正负起责任，经常与孩子的班主任和各位任课老师接触交流，了解孩子的兴趣、爱好、能力和具体学习情况（包括各科成绩）。在高中一、二年级时尽量全面发展，进入高三阶段时能够全面发展最好，如果实在没有能力就应该及时根据自己的爱好和特长，选择和明确自己的专业目标，进行重点主攻以求突破，在高考结束以后根据自己的考试成绩和兴趣能力选对适合自己的学校和专业，这样才能在最适合自己的领域里得心应手地发展、成才，并有望在社会上充分发挥自己的能力，体现自己的价值，做出更大的贡献。

一些现在有孩子读大学的家长，对孩子们的大学生活要么茫然无知，要么自以为是。甚至有些家长简单地以为，只要把孩子送进大学，家长就没有责任了，什么事都有学校管着，真是可悲、可怜又可气。下面讲述具体的大学生活的一些特点，以期给各位尊敬的家长朋友们提供借鉴和参考。

一般情况下，住校生都实行统一的食宿管理，按照学校的时间表作息。如果孩子适应能力强，不是那种特别懒散、特别随便或者特别挑剔的人都能很快理顺。每个宿舍楼都有专门的教工管理，每间宿舍都有由学生选出的或由辅导员（班主任）指定的舍长，舍友们只要互相尊重、互相礼让是能够和睦相处的。关键就在于同宿舍的每个人由于其出身不同、家庭条件不同、家庭教育不一样，应对集体生活的态度和方式也就都不一样。光顾自己不管别人的有之，重利忘义的有之，见财起意的有之，甚至为了个人的利益和尊严投毒杀人的也有之。有些能被别人感召、启发和帮助变得越来越好；有些则因为被诱惑、被胁迫而变得越来越坏。所以，家长一定要负起责任。要抽时间经常和宿管人员以及其他的舍友交流、沟通，了解自己孩子在宿舍的表现，给别人留下的印象和带给别人的感觉；更要了解和体会自己孩子的切身感受，有没有不敢流露的委屈，有没有对其他人的嫉恨，一旦发现要及时给以疏导，避免时间长了酿成更大的矛盾。对于自己孩子存在的缺点和不足或有影响别人利益的行为和结果一定要给予纠正，并及时向相关人员道歉，取得他们的谅解和信任。还要关心孩子的个人卫生情况和对公共卫生的影响。关注孩子在业余时间除了学习以外还做了哪些事情，哪些是值得鼓励和提倡的，哪些是必须制止的和立即改正的。

与生活相关的除了住宿还有饮食的问题。有的学校条件好，孩子在那里上学可以说是饮食无忧，甚至不用家长操心，家长要做的只是教育孩子们注意营养均衡，不挑食偏食，注意饮食卫生。

需要密切关注孩子在学校里的婚恋问题。一般进入大学学习的孩子，年龄大部分都已经在20岁左右了，正是容易对异性动情的时期。共同的生活和学习特别是在互相帮助的过程中彼此产生好感是在所难免的，处理好了不光不会影响学习，反而可以成为促进学习的动力。但如果不能正确对待或处理不好肯定会影响双方的学习，甚至会影响以后的生活。能否发生恋情与各个学生的激素水平和生理本能、性格脾气、个人爱好和自身的外在形象、交际能力，以及家庭的经济条件等等都有很大的关系。如果一个孩子把心思都用在了谈恋爱上并因此而影响了学习，学校老师和家庭劝阻无效时，最好的办法就是劝其退学。有时或许会惊醒梦中人，比一味地说教和训斥往往有效得多。

人生的价值是实现自我、造福他人，其差别就在于观念、机会和能力。一个人的人生观（或者叫作世界观）决定了他的价值，而人生观的形成和建立又取决于早期性格和信仰的培育。同样大的孩子，由于早期性格和信仰不同，决定了后期人生观的不同，又直接影响着其价值观的体现。父母对子女人生观的形成和培养起着至关重要的作用。帮助孩子们树立正确的人生观，对他们本人、对自己的家庭和对整个社会都是有益的。

作者个人认为，在社会观念日趋多元化的今天，沿袭已久的传统人生观也在与时俱进地发生着变革。到目前为止，集中体现在为什么活着，如何活着和怎样才能和才算活得更好。这个问题在每个人的人生旅途中明确得越早，其生活质量和自我感觉就越好。

是非观是一个既简单又复杂的问题。不管什么事，只要有争论，就会有一个谁是谁非的焦点。自古以来，有关真理标准的讨论就没有停止过。作为我们每个关心孩子成长的家长朋友们，特别是做父母的又该如何培养和指导孩子树立正确的是非观呢？作者认为首先要明确什么才是正确的是非观。借用孙中山先生的那句话："顺乎世界之潮流，合乎人群之需要"，这是大的轮廓。往具体里讲，就是"……一般来说，成功了的就是正确的，失败了的就是错误的"。日常生活和工作中行得通的、做得到的、做完了没有非议的就应该属于"是"的范畴；反之就应该算"非"。但这里必须有个前提，即所谓的"志同道合"。让孩子必须明确在现今这个社会上，在我们所处的这个环境中，在目前的我们这种状态下，什么是为大多数人所认可和欢迎的"好"、什么是被大多数人拒绝和摒弃的"坏"，才能逐渐地培养出正确的是非观。而且必须明白一个道理，即任何一种是非观都有它的局限，即时效性和区域性。

时过境迁，原来的是非观会随着发生程度不同，甚或是发生性质上的改变，彼时彼地如果你不能随着改变，就会觉得事事不顺、处处碰壁。更多、更好、更主要的是如何能在事前就判断出它的是与非并决定取舍，有效地避免和减少一旦出错后的追悔和补救。而要做到这些最好的办法就是多学知识，提高能力。通过学习，你知道的和会的越多，掌握的东西就越多，你生活中的主动权就越大，你的成功率就越高。孩子们有了正确的是非观就能很好地与别人相处，就能很快地融入集体，融入社会，在适合自己的舞台上。

第二十一节　有关优育中几个特殊问题的探讨与选择

一、有关早恋问题的探讨

对于大学校园里学生们遇到的婚恋问题，之所以用的篇幅比较少只是顺便提及，主要是因为他们已经接近或到了法定的结婚年龄，如果强行干涉就应该属于违法和不人道的行为了。况且有些孩子天生就不适合做学问，上大学对他们来说只是一个过程而不是必需。他们只是希望能像普通人一样生活，到了一定的年龄段儿就该结婚生子了。所以他们不会而且也做不到把学业和事业放在第一位。我们做老师和家长的与其横加阻挠两败俱伤，倒不如顺其自然皆大欢喜。但是对于发生在小学高年级和中学阶段的“早恋”，家长和老师乃至全社会有责任感的成年人必须认真对待，妥善处理。

孩子进入青春期以后,随着内分泌的改变,第二性征出现,心理上逐渐起了一些微妙的变化。如从开始关注异性到喜欢和异性交往,而且关系越来越密切,就是家庭、学校和社会所担心的"早恋"了。大部分成年人由于科学知识缺乏和封建意识作怪,对青少年的所有异性交往不去做细致的观察和深入的分析,一概而论的认定这是孩子的品德不好,不问青红皂白地一味给予指责训斥,结果往往事与愿违。轻则会使得孩子们"破罐子破摔"弄假成真,重则逼得孩子离家出走或者寻了短见。一般情况下,过早恋爱的孩子大部分都是学习不好的,而少数学习好的则是因为别人追求而"被早恋"。这个问题的出现和存在已经不知困扰了多少家长和几代家长,但是由于没有找到正确的原因及合理的解释而一直纠结到现在。

在大部分人眼里,早恋的原因一是孩子看了一些成人才能看的书籍和影视作品跟着学的,二是孩子不好好学习把心思用在了不该用的地方,三是受了坏孩子的影响和挑唆甚至胁迫的结果,等等。猛一看还有些道理,但是经不住分析和推理质疑。为什么同样的孩子同样的环境同样的年龄,有的早恋有的不早恋呢?为什么有的孩子出现了早恋的苗头后大人一说就改了,而有些孩子怎么说都不听,改起来很难甚至阳奉阴违呢?有些家长把孩子早恋的原因归结到学校,认为如果老师能负起责任,及时发现并给予正确的引导和有力的制约,是能够防止孩子们发生早恋的。

学校和社会风气对孩子的影响是明显的不可否认的，但这些只是发生早恋的外部原因，而内分泌激素失调才是引起早恋的内部原因，同时也是主要原因。单就孩子本身来说，处于青春期前的和晚熟的孩子即使天天在一起嬉笑打闹也没见有发生早恋的。做游戏时可以当夫妻，做完游戏就把各自的角色忘了。但是放到成年人身上（比方说男女演员演情侣戏）则往往是日久生情而假戏真做了。

从科学的角度分析，发生早恋的孩子在刚开始的时候主要是因为：出于对异性的好奇；觉得和异性在一起的时候好玩；看到别的同学早恋了也想模仿着找找感觉。所以，当发现孩子有早恋的苗头时千万不要一味地指责孩子、指责别人，而是了解一下孩子到底出了什么问题，是什么原因让他们不把心思用在学习上。

一般情况下，孩子进入青春期以后最大的变化就是性激素的分泌逐渐增多。性激素又叫求偶素，它的作用主要有两个，一是促进第二性征的发育，二是使身体产生对异性的好感和需（追）求的心理。这种激素的分泌数量不是均衡的，有的人分泌的少、水平低，求偶的愿望就不那么明显。这种人一般不会发生早恋，甚至会晚恋直到成为“剩男剩女”。而有的人一开始就分泌的明显比别人多，而且呈持续升高的状态，处于这种情况的孩子很容易发生早恋，自制能力差的人如果不及时给予治疗就有可能走下坡路甚至违法。

从人性文明的角度来讲，早恋（包括成人的性偏差和违法）是一种疾病的状态，是一种内分泌失调的表现形式，绝不是他们的道德出了问题。当然，这两种情况都是少数，根据粗略统计占同龄人的10%～20%。大部分人则是随着自身的发育，性激素水平逐渐升高，出于本能而对异性产生吸引和爱慕，然后（到了被大众认可的年龄）恋爱结婚。前两种情况最好到医院检测一下，请专科医生给予必要的调理。属于第三种情况的大多数人发生的早恋，如果给以正确的引导和教育能够改变的更好，实在不行特别是那些早恋的主动者也应该带他们到医院就诊，查查是不是内分泌失调的原因好尽快地给予治疗（但是根据目前我们国家的文明程度来说，普通民众要做到这一步还很不容易），即使孩子在医院检测的激素水平在正常范围，也不要简单的认为就没事了，更不能因此把早恋的原因都归结到孩子们的道德品质上。因为医院里对激素检测的数值是平均值而不是绝对值，即使在正常范围内其上限和下限也是有很大差别的。而且即使是同样的激素水平，每个人的临床表现和自我感觉也不会完全一样。负责任的有经验的医生更多的是要看孩子的临床症状即机体对激素调节的敏感程度和反应能力。

我们当家长做父母的平时要，多陪陪孩子，通过和孩子的共同生活、共同交流来培养感情和沟通思想，而不能只满足于给孩子们的物质基础。一定要知道孩子们在想什么、需要什么，要努力提高自身的素质，争取成为孩子们的良师益友。有些孩子之所以出现早恋，就是因为在家里找不到感情的慰藉和精神的寄托，甚至连个说说心里话的人和机会都没有，不得已才寄希望于同学和朋友。“同性相斥，异性相吸”是大自然的统一规律，难免会对心中的异性偶像由产生好感、依赖感，进而发展到早恋。如果家长能成为孩子日常生活中最亲近的人，有意识地引导孩子树立正确的人生观、价值观和婚恋观，培养孩子好好学习的热情和兴趣，让孩子从小就有远大的人生目标，能够有效地避免早恋现象的发生。当然，也有的孩子受一些言情小说或偶像电视剧的影响，幼稚地认为爱情是神圣的。比起浪漫的爱情，事业、名利和其他的都算不了什么。如果他们确有真爱，而且不影响学习或者反而能促进学习，我们做家长的也别硬要棒打鸳鸯两分离，上演新的《梁山伯与祝英台》。可以密切观察他们的动向，及时给以引导和指教，别让他们做出出格的事来就行了。

二、有关网瘾问题的探讨和分析

随着科技的不断进步，电子计算机走进了大多数人的家庭。互联网的建设和开通，在拉近了人与人、人与社会之间的距离的同时，也为办公、教学、科研、军事、生产和贸易等各个领域提供了有力的支持和推动，大大提高了工作和生活的效率，有些甚至已经产生了质的飞跃。在人们欣赏和使用高科技带来的丰硕成果时，一个不容忽视的问题也摆在了眼前。由于互联网商业性质的需要，娱乐和游戏等功能也在不断地开发、完善和提高（升级）。电子计算机由于同时具备了工具和玩具的双重功能，在给人们的生产和生活提供了便利的同时，也在消耗着人们的精力、时间和财富。

诚然，人们不仅需要学习、工作、奉献和进取，也需要休息、娱乐、恢复体力、调节生活以保持旺盛的热情和精力。成年人中的有识之士是能够正确对待、合理安排其取舍的，但不可否认的是那些未成年人，那些不谙世事的孩子、那些还正在上学的学生，由于年幼无知，自制能力差，还不能把握多与少、是与非的界限和尺度，会不知不觉地被网络游戏诱惑，沉溺于其构筑的虚拟世界，忘了时间、忘了学习，甚至忘了自己、忘了生活，成了电脑的奴隶。随着时间的推移，这一现象越来越凸显，已经引起了学校老师和家长们的关注，人们想尽各种办法企图把迷恋网络游戏的孩子们纠正过来，一些旨在戒除“网瘾”的机构如辅导班或学校应运而生，也收到了不同程度的效果。但网络是持续存在的，孩子是层出不穷的。这一帮孩子纠正了，下一帮孩子又跟上了，而且花样翻新，让大人们防不胜防。随着无线网络的使用，微信群的开通，电脑已不再是网络游戏的垄断者，随身携带的智能手机因方便快捷，对未成年人（包括成年人）的吸引力已经超越了台式和便携式电脑。

教育和管理好他们是做父母的义不容辞的责任，我们一定要勇敢地从自身做起，给孩子树立好形象，做个好榜样，果断地拒绝玩手机的不良习惯。那么，怎样才能让孩子戒除网瘾，把心思和时间都用在学习上呢？大家都知道的一个事实是，越小的孩子越容易模仿别人，因此，想让孩子不玩手机，家长必须自己不玩手机。

想让孩子们避免染上网瘾，最好的办法就是防患未然。不想让孩子做的事大人首先不去做，即使实在忍不住或因工作需要必须上网时也应该尽量避开孩子，或由其他家长把孩子带到别处去才行。更好地办法就是用健康向上的游戏，或图书、艺术、乐器等吸引孩子们的注意力，在他们还没有迷恋上网络游戏之前就把他们的兴趣转移并固定在对他们的身心健康都有益的事情上来。而且家长不仅要在自己家里不让孩子染上网瘾，还要注意避免自己没有网瘾的孩子在和那些有网瘾的孩子们接触时被传染。一是告诉孩子尽量别和那些孩子在一起玩；二是培养孩子们的抵抗力，用更丰富多彩的生活方式吸引他们，抵御那些不健康的诱惑。

三、关于培养孩子克服惰性心理，树立上进心的选择

人类天生就有惰性，如果能有不劳而获的办法和机会，相信大多数人都不会拒绝。就是这种惰性心理，让很多人一生无所作为。只有有效克服惰性心理，明白只有付出才能有收获，只有去拼搏才能有机会胜出的道理，生活才能给你满意的回报。

作为负有养育下一代神圣使命的家长，在养育孩子的过程中，如果给孩子提供的是“衣来伸手，饭来张口”的环境和方式，那么孩子的惰性就会越来越明显。他们会天真的本能的以为什

么都不用做什么都不用操心，父母会给他们准备好一切的，社会也能为他们提供所需要的一切。他们要做的就是吃喝玩乐，尽享人间幸福。别说动手去做了，连用脑子想的能力都会逐渐丧失。他们从来不去想他们也想不到，甚至连他们的父母也没想过一旦失去目前赖以生存的条件，他们还有没有机会实现自我，更遑论造福他人。

所以，有见识、有责任心的家长一定要从小就培养孩子独立生活的能力和奋发向上的精神，避免惰性心理的产生，让孩子在生活和学习中多动脑勤动手，家长给予指导和帮助，千万不能代劳。其中，让孩子从小就养成动脑筋思考的好习惯尤为重要，因为只有多动脑才能提高学习和工作的效率。不管是学习还是做什么事情，只要时间上来得及都要求他们动脑子多想想，寻找最佳途径、追求最好效果，长此以往，他们就会养成习惯。

四、有关意志、耐心和自控能力的培养

有些孩子天生就有耐心，但大部分孩子的耐心都是后天培养出来的。培养孩子的耐心和韧性非常重要，特别是在工作学习和生活中遇到困难、不顺利的时候，足够的耐心可以使人始终保持头脑冷静、思维缜密。但这不是一朝一夕之功，而是长期有序有针对性地反复磨炼的结果。那么，如何才能培养和造就孩子的耐心与韧性呢？

首先，要从孩子三四岁时就开始进行“延迟满足”的教育和

自制力的训练。方法就是同时给孩子两种食品，一种是他最爱吃的，一种是他不爱吃的。告诉他如果能在规定的时间内（比如说半小时或一小时，不能时间太长了）不去动这些食品，那么时间一到就可以吃他爱吃的食品，如果实在坚持不住就只能吃那种他不爱吃的。或者是当孩子们要食物吃（不一定真有饥饿感）的时候，先给他一份平时不爱吃的，但又必须让他吃（比如说含有某种特殊营养，但口感不太好）的食物，并且告诉他们，爸爸或妈妈可以去给他买或拿他愿意吃的，但现在太忙还没有时间，如果他能等就耐心等着，不能等或不愿意等，那就只好先吃手里给的他平时不爱吃的食物。这样做既能培养他们的耐心，还可以帮助他们纠正挑食偏食的坏习惯。

“延迟满足”就是培养人们为了长远的、更好更大的利益而自愿放弃眼前的既得利益和享受。经常反复地做这种训练，能让孩子培养出足够的忍耐力，这同时也是自制力和坚强意志的培养方式。

坚韧不拔的性格也需要从小培养，具体方法是先给孩子一个做某件事的机会，让他们事先知道这件事做成并做好了的益处和做坏做不成的损失，而且直接关系到他自己的切身利益。然后在他们做这件事的过程中不断设置障碍和给他们出难题，或给他们一些影响和分散注意力的诱惑。刚开始他可能抵挡不住诱惑甚至知难而退坚持不下来，但是反复给以同样的训练（一开始也可以有意识地减少难度让他有成功的机会，及时给予奖励并与他们分享成功的喜悦，让他们树立信心产生再做一次的欲望，这时再逐渐增加其难度）就能有效地培养出他们不达目的不罢休的韧性和耐心来。

作者经常结合观察社会的收获和自己的切身经历，教育学生和孩子们一定要“未学做事，先学做人”。“管住别人当将军，管住自己当元帅”，说明律己比律人难。人这一生要面临很多的诱惑和挑战，有些来自别人，有些来自外界，有些则是自己的爱好和情感使然。所谓的管住自己，是指在已经明确了不可为的情况下克制自己的好奇心、坏习惯、个人嗜好和本能贪念等而不去做某件事情以免造成不可挽回的伤害和灾难。因此，培养自制力是一个艰苦的长期的（有时甚至是很痛苦的）过程，绝不能半途而废。一旦放纵自己一次，再想重新回到正确的轨道上，是很难做到的。就好像瘾君子戒烟一样，刚开始雄心勃勃、赌咒发誓、立志戒烟，也坚持了一段时间，但随着时间的推移，自制力越来越差，烟瘾越来越大，一旦又抽上，则如大江决堤，一发而不可收也。

五、有关孩子审美意识的培养和选择

爱美是本能，是每个孩子特别是女孩子天生就有的，只不过是标准和程度不一样。所以千万不要再给孩子加以暗示、诱导、培养和强化，尤其是对女孩子。父母在孩子成长扮靓的过程中，如果发现她们有过分或不良的倾向和做法时，及时给予正确的引导和纠正就可以了。在优孕环节中可以选择和改良遗传基因而使我们的后代变美，提高颜值。但如果天公不作美，上帝不垂青，偏偏谁都美唯独自己美中不足，那就只能靠后天的努力来弥补了。

提高颜值：一是化妆，二是穿戴，三是整容，四是训练。第一个问题我们先谈谈化妆的事，一般情况下，化妆的目的、方法和效果是有很大差别的。单就目的来说，有的是为了提高颜值，有的是为了掩盖瑕疵，有的是为了强化视觉效果，有的则是为了达到某种目的掩藏其本来面目而改变自己的容貌。虽然每个人的审美观不尽一致，但有很多的元素都是被大众认可的，独出心裁的别致的另类毕竟只是少数人的眼光。一个准备通过化妆来提高颜值的人在操作前必须做到心中有数：想打扮给谁看，要达到什么效果，怎样才能达到和取得预期的效果。

俗话说，“佛要金装人要衣装”，“人靠衣服马靠鞍”，可见人们对日常穿戴的重视程度。得体刻意，时尚入流的穿戴打扮，对于塑造和支持以及改变一个人的形象、气质非常重要。正确得当的穿衣不光代表一个人的形象和职业，还能影响一个人的体型、肤色和颜值。胖人穿瘦衣服显胖，瘦人穿肥衣服显得更瘦。肤色中等偏白的人穿白色的衬衣（特别是胸部以上的料子是亮白色的时）衬托得颈部和面部皮肤更白，而肤色白嫩的人如果穿鲜艳的红衣服则会映照得白里透红，格外水灵。一身戎装显得男人威风凛凛，豪情万丈；女人则显得风姿绰约，柔中带刚，颜值自然提高。首饰的佩戴与否与一个人的文化素质和内涵品位有密切的关系，反而不取决于他的地位、财富和家庭背景。顺便提醒一句：金银首饰比较适合皮肤白嫩的人。如果他们佩戴的话，对颜值的提高、风度的展现、高贵的衬托、气质的发挥以及魅力的诱惑和精神的弘扬都会起到应有的作用。

本章节的开头我们讨论了有关提高颜值方面的化妆和穿戴两部分内容，现在我们接着讨论第三个方面即整容的课题。说到整容，各位读者和家长朋友们可能就会自然而然地联想到了手术，联想到韩国。

一般情况下，需要手术的整容项目分为两大类：第一类属于"雪中送炭"的情况，如先天性疾病的唇、腭裂的修补，耳郭畸形或缺如的整复及再造，并指（趾）等畸形的分离和植皮，以及各种烧、烫、冻和其他损伤留下的疤痕切除，等等。第二类属于"锦上添花"的情况，如隆鼻、隆胸、眼裂开大、双重睑成形、眼袋切除、"招风耳"纠正、牙列矫正、下颌骨矫治，包括面部皮肤的病变，如痣、疣和体表肿瘤的切除等。还有一些算不上外科手术的治疗如文眉、文唇等。有些不用开刀的整容项目如轻度习惯性肌性斜颈的纠正，面部表情肌的训练和保持等也在美容的范围。属于第一类的最好是及时治疗（包括体表肿瘤的切除），因为它们的存在对孩子的生理和心理健康都会造成很大影响。例如唇、腭裂的存在不仅影响美容，而且影响孩子的饮食和说话，还会增加上呼吸道感染的机会。

大量的经验和事实证明，颜值的提高可以由面部表情肌的变化调节来维持和实现，只要家长有信心、负责任，孩子听话配合有耐心，要做到理想的程度并不难。所以说你的孩子如果长得不太理想，颜值不高，只要不是先天性残疾和后天性瘢痕，就可以对着镜子充分调动自己的面部肌肉，找到属于自己最美最满意的表情用相机照下来，然后经常对着镜子比着照片来调整训练，使自己能很容易出现并保持这种表情。时间长了成了习惯了，这个最漂亮的表情就能相对地固定下来了，你也就变美了。

第二十二节　儿童情商培养的优育选择和婚姻、家庭的幸福与否对优育的影响和选择

感情既是个名词，也是个动词，它是各种良性人际关系的总称，既是一种标志，也是一个平台，依平台两方关系的不同，可分为亲情、爱情、友情和同情四大类。亲情是本能，爱情是需要，友情是交换，同情是慈善。

感情之所以可以理解成动词，因为它是由感和情两个动作来组成的。感是感恩、感动、感激的表达；情是付出、奉献和给予的行动，而且必须是本能的、无私的、不图回报的（舍此就不能称之为情了），这是亲情最典型的特征。真正的同情心也从不同的立场和角度在不同的层面上表达与显示了这种境界。而爱情和友情则往往不容易达到这个高度（除非是真正的、纯洁的、

高尚的友情和爱情)，特别是友情更是如此。如果一方不付出，对方就无恩可感，无情可报。如果付出的目的只是为了获得回报，时间一长，对方在收到你的付出后，再给你回报时也就只能等价或稍高于你的付出了。而且一旦付出回报，恩和情也就随之消失了。只有付出是出于本能和无私的时候，而且接受的一方也有很高的素质，能深刻体会到付出方的本能和无私，也会本能地产生感恩、感动和感激之情，才能在对方需要的时候给予本能的无私的回报和帮助，否则就只能算是在等价交换前提下的互相利用了。爱情的需要集中体现在情感需要和生理需要两个方面，两者是一个统一体的不同存在形式，而且互相催生、互相促进。

一般情况下，情感需要可以源于生理需要，也可以不依赖生理需要，但是生理需要只有少部分来源于情感需要而大部分与情感没有必然的或直接的联系。因此，以情感需要为基础的爱情都相对长久和稳定，而仅仅是依靠生理需要来维持的爱情是不牢固不稳定的。只有在两者的共同作用下产生(即离开对方不行、有了对方更好)的爱情才能经得起各种考验。同情之所以属于高境界，因其是在不认识对方或与对方以前没有任何经济来往及丝毫情感交流的前提下做出的，而且明知对方没有能力或不可能会给予报答时仍然付出的高尚行为。

孩子在成长的过程中，特别是处于低年龄段时基本上是不付出的，一直都处于接收的状态，而其家人特别是父母所给予的关爱,也都是本能的和无私的。如果家长没能及时地对孩子进行感恩教育,时间长了,孩子会“本能”地认为父母和家人对他们的疼爱和养育是应该应分的,是不需要报答的,家长在教育孩子的时候一定要负起责任,可以疼爱,但千万不能溺爱;要懂得感恩,记得报答。要把尊老爱幼的光荣传统发扬光大,要把别人给予的滴水之恩随时准备涌泉相报。为人做事要时时处处地想到别人,设身处地地为别人着想,才能处好家庭关系、邻里关系和同学同事关系。不懂得感恩的人是极端自私的人,潜意识里还有过度自尊的心理存在。过度自尊的根源是其自卑心理在做怪,自卑者往往都过度自尊,过度自尊者往往虚荣心都很强,总怕别人瞧不起,总要设法引起别人的注意。对于比他们强的人和事,从来不尊敬、不学习,而只会羡慕嫉妒恨。他们的心理高度扭曲,特别敏感,特别脆弱,把自己的感觉和面子看的比什么都重要。尤其是当他们感觉受到别人的挑衅和侮辱时,也不管是不是真有挑衅和侮辱的事实存在,他们都要做出激烈的反应。“路怒”现象的发生就是由于这种心理造成的。

人的自尊心不是天生就有的,而是由“被尊”养成的,与自私互为因果。过分自私的人也会过度自尊,而过度自尊者又都表现出明显的自私。也就是说过度自私和自卑是过度自尊的根源,而过度自尊又是过度自私和自卑的表现。人们在自尊的同时又普遍喜欢被别人尊重,特别是来自熟人和异性的尊重。这既是一种习惯同时,也是一种本能,其本身价值有它积极的一面，也有它消极的一面。积极的一面是恰到好处的自尊能让人进取、奋斗和拼搏；消极的一面就是过分过度的自尊表现出的是自私、嫉妒和占有，甚至能让人出现道德的沦丧和兽性的流露。自尊和自私一样，属于人的意识形态，是与一个人的经济基础密不可分的，或者说是由人的经济基础决定的。一个人助人为乐是高尚，与人无争是底线。

国民素质的提高不是仅靠一个号召、一种说教在短期内就能提升到一个理想高度的，有时有的地方得需要几十年甚至几代人的努力才能实现。从我们自己做起，从我们的孩子做起，锲而不舍地努力坚持下去，相信随着我国经济的发展，我们的精神文明也会赶超世界先进水平的。

儿童情商的培养，在很多情况下取决于双亲关系的融洽程度以及全体家庭成员的亲和力。爸爸妈妈相亲相爱，家庭成员和睦相处，给孩子创造一个和谐的家庭氛围，孩子从小就生活在温暖亲切的环境中，如沐春风、如润细雨，自然心灵清净、心态平和、心地善良，与人相处时自会和蔼可亲、无私奉献、尊老爱幼、彬彬有礼。“未学做事，先学做人”。只有先把孩子的性格和人格培养好，把孩子的情商提高，才是对孩子的负责，对家庭的负责，对社会的负责。

家庭环境（主要指人文环境）对孩子情商的影响是很大的。单亲家庭中的孩子，在缺乏父爱或缺乏母爱的环境里长大的过程中，其自我感受和性格特点的表现是有明显差别的。一般来说，缺乏父爱的孩子往往表现的阳刚不足，性格内向、执拗，遇事优柔寡断，或者过于偏激、虚张声势，时时处处总想引起别人的注意且神经敏感、心理脆弱，承受挫折的能力低。有些则表现出明显的恋母情结，比较重的男孩儿其表情和言行让人觉得有点儿“女性化”，甚至对同龄异性失去应有的好奇和眷恋；女孩则有时会呈现出“侠女风度”。在婚恋问题上男孩大多晚婚，而女孩则大多出现早恋、早婚。与其相反的是，那些缺乏母爱的孩子则大多表现的过于随便，生活邋里邋遢，言行大大咧咧，性格粗犷甚至桀骜不驯，做事粗心有余而沉稳不足，有些女孩子则表现出“假小子”的特点。由于没有母亲的疼爱和影响，他们大部分不会也不愿意做家务。但也有极端的相反现象，即有些孩子从懂事起就开始主动操持家务，女孩子像家庭妇女一样照顾自己的长辈和兄弟姐妹，男孩子则对女工针线洗衣做饭产生了浓厚的兴趣，有滋有味、有模有样地担当着母亲的角色。

但是综合对这些单亲家庭孩子们的观察和分析，明显的是弊大于利。不管是性格缺陷也罢，还是命运多舛也罢，都是值得我们每个有良知的人去同情、去帮助的。也不管是什么原因导致的单亲家庭，其家庭成员都必须努力尽到对孩子的养育责任，特别是离异的双亲。既不能挑唆孩子仇视对方，更不能通过折磨孩子来发泄自己的怨恨情绪。应该先把个人恩怨放到一边，齐心协力先把孩子培养好、教育好，最起码也要等到他们长大成人。没有了错误的婚姻就不会发生离异，避免了离异也就不会再出现单亲家庭的孩子了。如果婚姻双方的吻合点太少，结婚后千万别急着要孩子。不要愚蠢地以为有了共同的孩子，就能拴住对方的心，很可能在有了孩子之后两个人的麻烦事更多。所以在适龄择偶时必须做出正确的目的，就是为了提高婚姻质量，为优孕优生优育优教打下坚实的基础。

婚姻的美满度和夫妻关系的融洽度以及幸福指数，除了当事双方自己的条件和努力之外，往往还会受到来自家庭以及亲朋好友的各种有利和不利的影响。在这里提醒各位家长朋友以及家族中的其他成员：对孩子择偶时的帮助一定要有分寸，要恰到好处，既要关心爱护，又不能干涉误导。我们的经历和经验不一定都适用于下一代，我们也不可能陪伴孩子到永远。适当地给予观念上的引导，生活上的指导，经济上的赞助就已经尽职尽责了。

要做好对独生子女的培养，首先必须要了解他们的性格和心理特点。20 世纪 80 年代开始，为了计划生育基本国策的需要，咱们国家在全国范围内（主要是汉族居住的区域）推行一胎化的政策，出现了相当数量的独生子女家庭。既代表了一个时代的特点，也暴露出了由于家庭成员的低素质而导致的在子女培养和家庭教育问题上的缺失。大批高价低能“小皇帝”的造就，折射出了封建传统观念和现代浮躁心态的碰撞火花。在提升社会消费水平的同时也给学校和社会尤其是从事学前教育的老师们出了很多难题。独生子女的性格养成是由家庭成员的文化素质和家庭氛围共同作用的结果，家庭的经济条件也在起着间接的影响。一般来说，独生子女普遍表现的自私，任性和懒散，有的甚至表现为骄横跋扈、不可一世。就是因为其独生而格外受到父母和祖父母外祖父母的宠爱，惯出了为所欲为目中无人的脾气和性格。这种情况的危害性以及它对孩子成长、家庭安宁和社会稳定造成的不同程度的负面影响，必须给以矫正，而且是越早越好。

衷心希望幼儿园的阿姨、学校的老师、部队的首长、单位的领导和周围的朋友能理解他们、宽容他们、善待他们，热情主动地帮助他们，使他们能逐渐的改正身上存在的不正常的思维和行为方式。让他们尽快地融入周围环境，成为受大家欢迎的人。

第二十三节　家庭及家族成员对孩子优育的影响及其选择

一般来说，什么种子出什么苗，什么树上结什么果。不同的家庭结构孕育和培养出来的孩子会有不同的表现和归宿。每个家庭的经济条件不同，家庭成员的文化程度不同，认识水平和觉悟程度也不尽相同。如果没有形成合力，没有把所有家庭成员为孩子所做的努力都凝聚到一个点上，表面上看起来都在关心孩子，实际上像一盘散沙一样起不到应起的作用，而且由于缺乏有组织的协调，有时反而让孩子感到无所适从。

越小的孩子越容易模仿别人，身边亲人的言行举动都可以成为他们学习的楷模，攀比意识发挥得当有时也会成为向上的动力。如果让孩子总是处在一个良好的环境氛围中，经常接触那些比他强、比他优秀、让他羡慕的人和事以及别人先进的生活方式，父母再不失时机地引导他们、培养他们，向比他强的人学习，就会给孩子灌输正能量，对孩子的成长起到有力的推动作用。

第二十四节　社会环境对儿童优育的影响和选择

中国有句老话叫“近朱者赤，近墨者黑”，孩子从小所处的生活环境对他以后的成长和修为相当重要。在下一代的优育问题上，不仅是亲生父母要认真对待，就是其家庭包括家族成员甚至左邻右舍也都有义不容辞的责任。要在关心自己孩子成长的同时，关心每一个在身边的孩子，关心每一个能给予关爱的孩子，创造一个和谐美好的助人为乐的社会环境，让他们像春天的幼苗一样，沐浴着阳光雨露茁壮成长。

第四章 优教

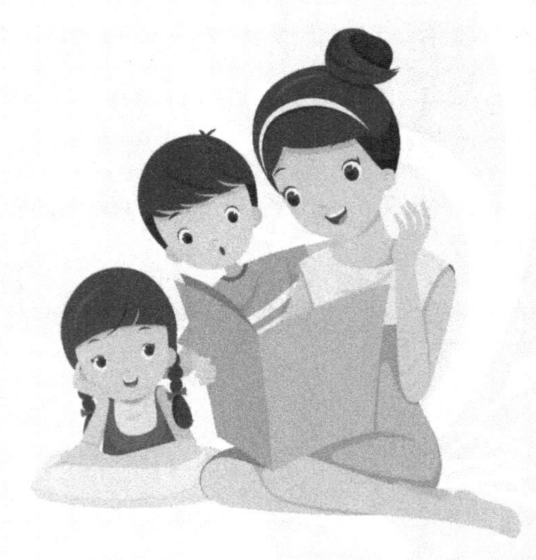

第一节 优教的意义

优教，指的是在相同的教育环境和相同的教学模式下取得不同的教育效果；或者是在不同的教育环境和不同的教育模式下取得更好的教学效果。它的意义就在于通过教学三要素（即好老师、好家长、好学生）的共同努力，找到一个更人性化、更具有普遍指导意义的为普通大众所能接受的教育方式和教学目标，这个目标能够涵盖人生的整个教育过程，而在不同的教学阶段分别有不同的体现。它优于目前国内外推行的任何一种教育方式和教学目的。能够积极有效地提高教学质量，能够“使受教育者在德育、智育、体育几方面都得到发展”。

优教包括好的教学方法、好的教学内容和好的教育目标。小学阶段的教学模式主要是灌输，目的就是让学生们打好学习的基础，知道“是什么”；中学阶段的教学模式主要是理解，目的就是让学生们把学到的知识融会贯通，知道“为什么”；大学阶段主要是应用，目的就是教给学生们“怎么做”；研究生阶段的教学模式则主要是创新，目的就是让学生们知道“还可以怎么做”。这就要求教育工作者和家长们首先必须掌握正确的教学目的和完善的教学方法，在具体的教学实践中寓教于乐，让孩子在不失童真的环境中顺水推舟地学习和提高，收到事半功倍的效果。而那种“填鸭”式和“鞭打病牛”式的教学模式，不仅干扰了素质教育的实现，还极大地挫伤了孩子的学习热情和学习的积极性。

教学三要素中的好老师指的是既有教书育人的热情和能力，又有教书育人的高度责任心，能够因人施教，“诲人不倦”；好学生指的是既有学习的热情，又有学习的能力，而且永远“学而不厌”；好家长指的是积极配合学校的课堂教学，做好课外家庭辅导，和所在班主任及其他任课老师建立密切的联系，随时交流孩子在校内外的学习和生活状态，发现异常及时共同商讨纠正的方法。相对于老师和学生，家长的责任是最重要和最主要的。因为家长是孩子永远的老师，家庭教育又是一门很深的学问，贯穿于后代教育的始终，所以并不是任何一个家长都能胜任的。而且学习是种能力，教学是门艺术，因此不是说只要想学就能学会，只要学会就能教学。更不能以为教得好与不好只是文化程度的事，也不是仅仅把答案告诉孩子们他们就能学会了。关键是要通过教育者的努力，用各种方法把书本知识和课堂知识变成孩子的应知应会并牢固掌握才行。

第二节 优教的方法

传统的教育方法就是孩子到了入学的年龄，家长把孩子送到学校里去，先上小学，再上中学、大学。条件好的或出国或在国内攻读研究生，考取硕士、博士学位，博士后工作站继续边学习边研究创造。

在整个学习过程中不外乎上课听讲做实(试)验(两者的区别就在于一个是重复和证实课堂上讲的理论知识、一个是要探索和发现以及企图证实未来的新事物和新概念),下课复习做作业。有的还有家庭作业要做,让学生在离开学校后仍然处于学习状态。更有甚者,有的学校采取封闭式管理,在校生除了基本的生存和生活的必需外所有时间都要用在学习上。并且实行应试教育,把正常的十八周教学规律打破,出现了年级越高,课堂教学时间越短,但复习考试时间越多的反比例关系。有的甚至忽略教材而以模拟试卷作为教学内容来讲解。正确的教育模式和教学大纲是无数前辈们多年研究的心血结晶,已经证实了其可靠性、有效性和前瞻性。

要做到优教,起码得遵循客观的教学规律并由此不断提高和完善,把教书育人的大政方针贯穿于整个教学过程。那么,什么样的教学方式才能算得上是优教呢? 具体应该怎么操作呢?

学生在学习阶段成绩的百分比构成大致为天赋占50%~60%,兴趣占20%,方法和技巧占15%~20%,勤奋仅占5%~10%。教育者(包括家长和老师)要及时发现和充分挖掘学生的天赋,培养和激发孩子的学习兴趣,教会孩子正确的学习方法和灵活的学习技巧,鼓励和督促孩子刻苦努力勤奋学习的精神。天赋,指的是个人从前辈那里遗传而来的学习某种知识和技能的先天性能力。受其先辈遗传基因的影响,这种能力有大有小,各种各样，有些能较早较完整地显示出来，有的则显示较晚或显示不完整甚至完全不显示。

教育者对孩子天赋的发掘，就好像伯乐相马，必须具备知人善任的能力，才能及时发现、巧妙挖掘、培养提高。有时孩子的天赋展现就是一瞬间的事，可能连他们自己都不知道，这就要求家长和老师必须有一双慧眼，有一颗耐心，有一份责任，平时密切关注，随时能抓住孩子天赋展示的机会。一旦发现了孩子的某种天赋，及时进行有计划的发掘和引导，给以重点培养，让孩子们的天赋得到最大的利用，发挥其最大的价值。

根据统计资料分析，孩子对学习的兴趣一半是天生，一半是培养。那些天生就对学习有兴趣的孩子，如果不能好好地继续培养，正确引导，其兴趣也会逐渐减弱直至消失。一般来说，孩子的学习兴趣1周岁以内就能观察到，家长可以在陪孩子玩耍、生活和学习的过程中发现孩子的兴趣之所在。如果孩子们对某个事物某个专业感兴趣，他们就会积极主动地去追求去探索，比起别人强迫他们去做肯定效果要好得多。一旦发现了孩子的某种兴趣，就应该给予热情的鼓励和必要的帮助以及适当的经济支持。

下面我们再给大家讲述学习方法的重要性。经常可以看到这种情况：有的孩子很努力，很勤奋，早起晚睡，中午不休，完成老师布置的作业以后还要再买些试卷自己练习，可就是考试成绩上不去；而有的孩子上课认真听讲，课堂作业及时完成，做完家庭作业后就跑着去玩了，照样能考出好成绩，这其中除了天赋之外，很重要的一条就是因为学习方法的不同。那么，究竟应该选择什么样的学习方法才能够学得更好而事半功倍呢？

一般情况下，每天下午的最后一节课大部分都是用来上自习，这时候可以利用它完成当天的课堂作业，同时复习一下学过的知识。时间充足或课堂作业早已完成的就可以用来预习第二天要学的内容（也可以放在晚自习的时候），能看懂的就记在心里，当时看不懂的就标在书上或记在笔记本上。第二天听老师讲课时，凡是书上有的就记在心里，书上没有的可以做笔记以备将来复习时用。重点听那些预习时没有看懂的，及时改正那些自己以为在前一天预习时已经看懂，但实际上领会错了的。课堂上如有听不懂的地方，下课后一定要及时找老师请教至弄明白为止，然后再抽时间把预习过的和老师讲的知识内容系统全面地复习一遍，争取做到当天所学的文字内容能合上书复述一遍，图片内容能凭记忆在纸上画出来，实验内容能在不看资料不用别人指点的情况下自己重复做一遍，而且其结果与老师示范和书上要求的相差无几。

一般来说，经过这么一个过程，该章节的内容就能基本掌握了。过个三五天或一星期左右再重复一遍这些内容和过程，如果没忘记就可以先把它放下再集中精力学习新的，如果有遗漏应赶紧补充记忆（这时最容易记牢）。过一个月左右再把这些内容重新复习一遍，一般情况下就不会忘记，考试的时候也就不用担心了。

另外，不同的学生做的笔记也大不一样，无论从内容和方式上都各有自己的特点：有的学生就是在抄书和抄黑板，而有的同学记录的都是书上没有的，课堂教学中他自己认为是精华的内容，有些同学记录的则是自己的感悟。我们当老师的都希望学生在学习时能举一反三，充分展开自己的想象，不光把书本知识和老师教的课堂内容学会和掌握，更能悟出新的东西。因为这些新的东西书本上没有，短期内又不可能都记住，所以就必须以笔记的方式存储备忘。

人类大脑的记忆力不是一成不变的，每天二十四小时也不是每时每刻都适合记忆，而且人这一生也不是随时或始终都保持着同样的记忆能力。一般情况下，一天之内在大脑经过休息（睡眠）之后比方说在清晨时最适合记忆，而晚上则适合于思考。一生中儿童少年时的记忆力最强，最适合学习，这时候接收的信息和学过的知识一辈子也忘不了。随着年龄的增长，记忆力不断下降，一般到四五十岁以后记忆力开始明显下降。特别是体力劳动者，由于平时很少用脑，大脑得不到锻炼，更容易较早出现脑功能下降，发生老年性痴呆的机会也格外多。所以，要想提高自己的学习成绩，提高工作效率，改善生活质量，就必须掌握好的学习方法，善于学习，坚持学习。

至于那百分之五到百分之十的勤奋，虽然占的比例比较少，但也同样不可忽视，一定要掌握正确的方法和规律，张弛有度才行。勤奋是应该的和必需的，但一定要根据自己的体力精力和时间量力而行，适可而止。具体地说就是在不影响身体发育，不对健康造成危害的前提下比别人多用点功。像鲁迅先生所说的那样“把别人喝茶的功夫”用来看书，把那些无所事事，感觉无聊的时间和精力用在学习上就行了，不一定非要起早睡晚、废寝忘食。

第三节 有关择校问题的建议与选择

近年来，全国上下都开始关注教育，国民已经充分认识到了教育的重要性。在成人教育逐渐淡化的同时，儿童教育越来越明显地突出于家庭生活的方方面面。人们不再满足于仅仅是把孩子送到学校后就不管不问，已经开始把注意力放在给孩子选个好学校，挑个好老师上。当然，这种情况的出现不光是家长们“望子成龙”心切，盲目攀比造成的，它客观上反映了我部分地区教育资源落后和分配不均匀的实际情况。任何事物都有它的两面性：择校行为和需要的存在，既说明了国民素质的提高，开始注重优教的价值了，同时也是对目前教育体制中一些不足之处的冲击和挑战。虽然自改革开放以来，党和国家政府部门都一直坚持以教育为本，坚持教育要从娃娃抓起的大政方针，并在全国实行了九年制义务教育。而且各项利好政策也都在向教育界倾斜，有力地推动了我国民生教育和基础教育的发展。但由于历史的原因，我们在教育设施的资金投入、师资队伍的培养和管理等方面都不可否认地存在着一个很大的缺口，直接或间接地造成了教育资源的不足和分配不均匀的现状。而要想彻底地改变这种状态，单靠发个文件下个通知限制择校行为是很难在短期内或从根本上解决的，必须得全国上下真的做到尊师重教，增加优秀师范生的培养，彻底革除应试教育的旧体制，切实推行和落实素质教育，让所有的学生和家长知道衡量一个学生是否优秀的标准，不再仅仅是分数而是各种能力的综合评价。

在尚未达到这一步的今天，作者认为应该让各位读者和家长朋友们明白，他们的孩子能否成才，好学校是次要的，有个好老师才是最重要的。同样，好学校也是一个整体的模糊的概念，它包括基础设施、师资队伍、教学质量和管理水平。其中师资队伍的教学质量即每个老师的教学能力和整体的管理水平将直接影响着学校的声誉。况且好学校的标准在人们心目中的概念也并不都是完全一样的，最为广大家长关心的就是升学率、校风和食宿条件。单就升学率而言，内行人与外行人所掌握的信息和标准也不一样。外行人（占大多数）只关心年度高考录取率，对所选学校的每年度平均高考分数值/线和年级升学分数值/线，以及学生的综合考评情况与录取学校的档次和专业情况就不知道或不关心了。而有的学校就是利用了这部分家长的这种心理，着重宣传该校某年度的高考录取率以扩大自己的知名度。有时即使选了个好学校不一定能分在个好班级，分到了好班级也不一定会遇上个好老师，有个好老师才是选择的关键所在。

所以，家长要把为孩子选择一个好学校的时间和精力，用在处理好与孩子所在班级的班主任和各学科的任课老师们身上，就孩子的学习和成长问题经常与他们交流和沟通，充分信任他们，支持他们，尊敬他们，优待他们，争取给孩子创造一个良好的学习环境。

第四节　学校教育与私塾教育的区别与选择

由于目前教育资源的缺乏和优秀师资分配不均的客观现实，大部分望子成龙、盼女成凤，希望自己的孩子能学有所成，将来出人头地的家长朋友们为了孩子纷纷走上了择校的无奈之路。其结果是在优秀师资和教育资源分配不均的基础上又增添了学校招生率和入学率的严重失衡。既造成了学校各种各样新的负担和困境，也直接或间接地影响到了教学质量。由于家长择校行为的出现，又导致了孩子们的频繁转学。情急之下，教育主管和行政部门行文要求各个学校禁止择校行为，并实行指标生和择校生不一样的升学标准，意图改变这种不得已的现状。实际情况是以各种名义用各种方法选择学校的行为虽然难以杜绝，但毕竟难度更大了，成本更高了。于是一些经济条件好的家长朋友们纷纷动起了其他主意。既然已经知道了要想提高孩子的学习成绩选老师比挑学校更重要，现在择个校又都那么难，我们不如把老师请到家里来办私塾吧，一对一的教育或小班教育效果肯定要比那些挤在教室里六七十个人上课的大班强多了。于是，形形色色的私人学堂开始在经济发达的地区和城市里富裕人群居住的地方出现。表面上看是解决了择校难与好师资之间的矛盾，私塾中的孩子肯定能学到知识，甚至可能还比择校生的境遇和效果好，但是，单就孩子的集体观念和责任意识就很难培养。而且给孩子办私塾的家长，大部分都是为了让孩子考出个好成绩，授课老师在家长的明言和暗示下也本能地把应试教育搬到私塾中并给以强化。这样一来学生们接受素质教育的机会可能就更少了。况且义务教育阶段要求学生做到德、智、体、美、劳全面发展，有专门的课时和任课老师给予教导和训练，并制定有相应的考核标准。虽然有很多学校只是把文化考试的成绩作为评选“三好学生”的首要条件，但即使只是做做表面文章，总会给孩子的成长和学业带来一些好处的。

另外，学习兴趣和积极性的产生与培养，在很大程度上来源于同学之间的互动效应。这种互动效应对学生的刺激和作用来自各个方面各种机会，有时被别人冷落的负面刺激也会使人因赌气而产生奋发向上的正能量。另外，学生们在一起学习时，相互之间的分数差距也会成为影响学习热情和学习成绩的因素，并且这些因素也会因为同学数量的多少而有所改变。学习成绩好的会因为受到别人羡慕和老师的表扬而信心更足，“百尺竿头，再进一步”；学习成绩差的如果能正确对待自己的处境，在老师的引导和帮助下，也能知耻而后勇，奋起直追，争取赶超。而在周围同学较少的私塾环境，这种竞争意识表现得就不可那么强烈了。

私塾教育还有一个特点就是，在学习环境和学习过程中学生所经历的挫折可能要明显低于在学校里上学的孩子。因为挫折和困境有很大一部分不是来自老师和家长，而是来自周围的同学和所处的学习环境。小孩子攀比心理强，最怕被同龄人看不起，往往老师说他笨他不在乎，家长嫌他不用功他也不放在心上。但是如果周围的小伙伴不和他玩了，他反而放在心里了。如果是因为比别的同学成绩差而被小伙伴们瞧不起时，他会很当回事的。特别是被异性同学看不上时，那些情窦初开的少男少女们。有时会为了自己懵懵懂懂的暗恋而激发出潜力，焕发出热情，使学习成绩突飞猛进、扶摇直上。但是在私塾环境中这样的条件就不可能具备了，即使有也明显地少了。

以上的论述只是作者本人的一孔之见，对于学校教育和私塾教育的区别与选择，各位家长和读者朋友们肯定是仁者见仁智者见智各有高明于我之处，因此本章节权当是抛砖引玉吧。假设教育体制能改革，不再是千军万马过独木桥，把高考当作一道坎，一种人生的首选和一种成功的途径和标志，高校招生也不再是因一分之差就投出不同的档次；假如人们都认识到了学历不等于能力，文凭不等于水平，认识到了学习的目的就是为了充实自己，借以提高自己生存和生活的能力，能够更好地享受生活的乐趣。而不是仅仅把它作为一个谋生的手段和机会，好像选择什么样的学习方式和学习环境就不显得那么重要了。但是在目前来说，为了中国的民生大计，为了国家的繁荣富强，接受九年制义务教育应该是孩子们的首选。就像大众报业集团发行的《生活日报》上说的那样：可以在家学习，不能在家上学。

至于九年制义务教育完成后的学习方式和学习环境，每个负责任的家长朋友和学生本人完全可以根据自己的兴趣、爱好、能力和条件做出明智的选择。最好是能百花齐放，百家争鸣，不拘一格出人才。果能如此，民族之幸，国家之福。

第五节　少儿远大理想和人生观的树立、培养和选择

“有志不在年高，无志空活百岁。”讲的就是立志要从少年开始。有无志向和志向的不同将会对整个人生造成巨大的影响。自古就有“宏图大志”和“得过且过”的高低区别，还有“燕雀安知鸿鹄之志”的褒贬之分。那么，怎样才能让自己的孩子从小就树立远大的理想和崇高的人生目标呢？家长在这个问题上占了主导性的作用。特别是孩子父母的文化程度、个人素质和价值取向会直接影响和决定其子女的发展方向与档次高低。

立志是一件非常不容易的事，志愿的实现更可能是个艰苦漫长的过程，而且很多人由于坚持不下来而不得不中途改变主意。“无志者常立志，有志者立志长。”之所以常立志，就是因为

当时立的志愿要么不合适，要么不现实。而更多的则是当初就根本不知道立志是怎么回事。而立志长说的是那些有志者一旦选择了自己正确的人生目标，就会锲而不舍地坚持下去，并在前进的过程中不断地修正和完善，在实现志愿的过程中提高自己，朝着既定方向努力，不达目的誓不罢休。所以，我们在培养孩子立志的时候，不仅要让他们树立明确的目标，还要树立坚定的信念，培养他们坚忍不拔的毅力和敢于拼搏、不怕吃苦、能迎难而上的奋斗精神。如果光是为了享受而把选择某种生活方式当作立志的目标，一旦遇到困难和挫折是很难坚持下去的。只有那些事业心很强、为了事业的成功去努力的人才有机会实现当初立下的志愿。

在启发和引导孩子树立远大目标之前，可以经常给他们宣讲一些已经成名成家人的成长经历和英雄业绩，培养他们的好奇心和上进心；也可以带他们去参观一些伟人的故居和历史博物馆，让他们知道名人和伟人们是怎样从一个小孩子走向辉煌的。有条件的还可以专程拜访一些功成名就的人士，看看他们目前的状态，了解一下人家的生活方式，让孩子看到自己的不足，知道人外有人，天外有天，看出自己跟人家的差距，父母再给以正确的引导，让他们从中悟出这个差距必须经过自己不懈的努力才能弥补。然后再根据自家的条件，孩子的天赋、爱好和能力，明确他们的奋斗目标（注意，确定的这个目标必须对他们具有强大的吸引力），并且时时督促他们前进的脚步，鞭策他们向上的动力。还可以让他们以座右铭的方式写下志愿不断提醒自己。经过这些努力，孩子就容易从小就成为一个胸有大志的人，走好他们的成才之路。

第六节　读书的方法和选择

读书既是一种需要，也是一种习惯，更是一种能力。不是说每个人都能养成读书的好习惯，也不是说所有的人都能通过读书学到知识，懂得道理，悟出真谛。要想达到这个境界，一定要爱读书、会读书、多读书、读好书。想让孩子喜欢上读书，可以从孩子1岁左右的时候就开始着手培养他们读书的好习惯和乐趣。

首先要给他们创造一个适合阅读的环境，最好是有专门的书房，而且与周围环境的隔音效果要好。房间里除了书报和几张字画以外，不要有其他的装饰和摆设。在孩子们阅读的期间不能有外人随意在他们身边走动，以免分散孩子的注意力。早期应由他们的父母或和他们最亲近的人陪伴着，看一些色彩鲜艳的有他们熟悉的小动物或花草和水果图案的读物，以吸引他们的注意力。当他们的注意力被吸引和集中在看书上时，就可以一边看一边教他们认识小动物和上面的文字。反复多次，时间长了可以根据孩子的实际情况，把书递到他们手里或者是放到他面前的书桌上，陪着他们看或是让他们自己看。需要注意的是在刚开始的时候，不要频繁地更换新书，也不要把几本书同时放在他面前，以免分散他们的注意力，一定要设法坚持到他们能把一本书看明白了为止。如果没有一些特殊的原因，三岁以上的孩子就能跟家长交流和讲述他们看过的内容了。

一般情况下，年龄越小的孩子一次阅读的时间应越短。学龄前儿童最好控制在半小时左右，目的是防止他们出现疲劳继而产生厌倦。家长在陪伴孩子阅读的初期可以充分参与其中，讲解书的内容时要做到有声有色有形，配以动作和表情的变化，设想阅读内容中可能出现的声音并努力模仿给孩子听以增加他们的乐趣。中后期（孩子上小学三四年级开始）着手培养和锻炼孩子自己阅读的能力，但一定要在他们读过之后与他们分享阅读的快乐。可以让他们先说说都看了什么书，知道了什么内容，再和他们交流阅读后的体会和感觉，对他们的阅读效果及时给予鼓励、表彰、启发和指正，借以激发和培养他们继续读下去的热情和信心。比较小的孩子以鼓励为主，对于比较大的理解力强的孩子则应以启发和指导为主，而且必须及时纠正他们对所阅读内容出现的误解，以免产生不利的影响。

在孩子开始自己阅读后，初期因为所阅读的内容少，涉及的又大多是生活题材的，所以应该训练他们用朗读的方式，并努力教会他们按照书中不同的角色用不同的声音、不同的语调和语气以不同的节奏朗读，读的有声有色，有模有样。这种阅读方式既可以增强他们的记忆力，还可以训练他们用标准的声韵和语调发音，说好普通话，更可以开发和锻炼他们的表演天赋与表达技巧。在进行这种阅读训练的时候，其他的家庭成员也可以积极参与进来，按书中的内容分角色朗读。这样一来既增添了孩子读书的乐趣，丰富了他们的阅读生活，还可以培养他们参与集体表演的配合能力。到了 10 岁以后，孩子的学习能力增强了，阅读水平提高了，可以引导和训练他们练习默读以提高阅读速度，同时开始让他们锻炼着记忆和背诵阅读过的内容（一般内容只要能做到复述一遍就可以了，但比较重要和精彩的内容最好能原文背诵）。

条件好的孩子还可以让他们锻炼着用说评书、讲故事的形式把看过的内容与家人、同学和亲友分享，而且要鼓励他们在讲述的过程中大胆调整结构，改变顺序，狗尾续貂，锦上添花。甚至可以为小说续写后传，为纪实编纂前言。然而要想做到这一步，必须建立在对所阅读的内容虽不至于能倒背如流，却能了然于胸，而且真正领会了原作者的立意和构思，掌握了该书的精髓之后。

当孩子进入初、高中阶段时，阅读能力进一步提高，意识形态也已初步形成，具备了评价和辨别是非的能力，这时就可以让孩子对书籍进行有选择性的阅读，并对读过的内容尝试着写读书笔记或评论文章，以加深对阅读的理解并阐述自己的观点。还可以参加或自发组织读书会，与爱好文学的书友互相交流读书心得，互相启发，互相修正，以期获得更多的知识。阅读的深入，指的是在通读的基础和前提下，根据自己的兴趣和所学的专业有选择地去进行选读、深读和精读。意思就是说不仅要在面上广，还要选择一个切入点在一个方向深入下去，然后在自己最喜欢最适合与擅长的某一个领域再扩展开来，用前人的智慧和别人的知识充实自己，丰富自己，启发自己，并争取在该领域有所突破和创新，用自己全新的理论和知识为其树碑立传。

其实，读书除了学习知识以外，还有一个非常重要的作用就是陶冶情操，升华道德和净化灵魂。中国古代的儒教和道教是教人做事，成人之美的典范。即使是为大部分人尚未真正理解和接受的佛教，如果我们能坐下来、沉住气地看上他几本普及读物，同样也能受到深刻的启迪和教化。经常读书的人会感到生活过得很充实，很有乐趣。而且待人处事、演讲交流，因为内心充实、底蕴深厚，说出话来就会声如洪钟、掷地有声。娓婉时如春风拂面、细雨润花；激扬时如惊雷滚滚、瀑布奔腾。谈古能旁征博引、循经据典；论今则呼风唤雨，海阔天空。真的是“腹有诗书气自华”。

第七节　家长会对优教的作用及其选择

大部分的家长虽然正在参加或者是曾经参加家长会，但对学校组织和召开学生家长会的最终目的、希望和意义，以及其他的一些作用并不是很了解，仅仅是把它看成了学校的例行公事和走过场。并没有把这个非常好的机会充分利用起来，就孩子在学习和成长过程中遇到的问题，积极主动地与老师沟通和交流，与学校和老师达成默契的配合。并借这个机会和别的家长们在一起互相取经，互相启发，互相帮助。

因此，家长在接到通知去参加家长会之前，一定要先做好充分的思想准备，包括征求其他家庭成员对学校和老师有什么看法和想法，有什么其他新的建议和要求。特别是要问问自己的孩子，有没有学习上的困难，对老师的希望和不敢说的委屈（这方面的事只有在得到孩子完全信任和依靠的前提下，才能问出来），在心里经过反复斟酌和权衡后，找个合适的机会，用合适的语言向老师提出来，必要的时候也可以越过该老师直接和校领导谈。家长们在一起还可以就一些共同关心的问题，或把一些牵扯几个孩子共同利益的事情，通过协商后统一意见向老师汇报或向校领导反映。

如果对校领导的答复和处理结果不满意，还可以就这些问题向上级教育主管部门反映，务求弄清真相、维护公平，通过这个学校与家庭、老师与家长交流的平台，携起手来，共同努力，把我们的下一代教好、管好，为国家培养更多的栋梁之材。

第八节 有关新的教育方向和教学模式的探讨和选择

我们国家的党和政府一直都把教育当作建国、治国、强国的根本，而且强调教育要从娃娃抓起，积极推行九年制义务教育，目的就是为了培养各式各样的人才，提高广大人民群众的文化程度和国民素质，为祖国的经济建设和长远发展打下坚实的基础。作为一个家庭，家长朋友们为了“望子成龙，望女成凤”，也都不遗余力地供孩子上学读书进辅导班和出国留洋。

但统计结果显示，并不是所有的孩子都能上到博士研究生毕业并事业有成，相当大的一部分学生则分别在不同的阶段，不同的层面上就停滞不前。无论个人怎样努力，也不管家长和老师们怎样鞭策和鼓励，就是不能再深入和提高了（经济条件和身体原因除外）。有的是不想学了，有的是学不进去了，有的是再学也没什么长进了。这原因可能是他们本身不适合在静态环境中（如学校和辅导班的课堂教学）学习，他们喜欢和需要的是那种互动式的学习方式和学习环境。常言说得好：“天生我才必有用”。他们虽然不具备在课堂上学习文化知识，不具备捧着一本书一边研读一边做笔记，不具备在实验室里探索未知世界的能力，但并不是说他们没有从别的途径，以其他的方式去学习他们所喜欢所需要的知识的能力。

社会是复杂的，是由各种各样的结构组成的，也需要有各种各样的人才和能力来支持与维系。在我们的生活中，各种各样的知识都能派上用场和发挥作用，有的能直接创造财富和价值，有的是间接创造财富和价值。大量的事实证明，幸福美满、和谐温馨、吉祥快乐的家庭生活是创造财富和推动历史前进的动力。追求幸福获得快乐是人类的本能，所以如何能给那些能力强的人创造一个好的环境，提供便利的条件和有力的支持，充实和活跃他们的生活氛围，就成了摆在现代人，特别是有识之士面前的一个非常重要的课题。既然美满和谐、幸福快乐的家庭是创造财富、推动社会发展的动力，那么最好应该有一个专门的机构和学科来研究这方面的理论和方法，并且教育和培养具备这些知识和技能的人才。

各种不同的家庭中，其成员组成的结构比例，以及组成家庭的各个成员的文化水平、个人素质和生活能力，虽然能在不同程度上影响着家庭和谐美满、幸福快乐的指数，但比较关键的一个因素不是年龄、学历和个人职业，而是每个家庭成员的个体素质、性格脾气和相互之间的吻合度与亲和力，也就是说每个家庭成员能让其他家庭成员幸福快乐和家庭和睦的能力。而这个能力却并不是每个人都有的，即使有也存在着很大的差距。有些是天生的，有些是学来的，有些则是自己悟出来的或被别人被社会催生或逼出来的，也恰恰是现有的教育制度、教育方式和教学内容所缺乏的。

现在的孩子们在学校里上学（特别是技校和职业专科学校），大部分学的只是一门专业课理论和一项劳动技能，充其量只不过是一个谋生的手段和工具，很少有专门研究做学问的。但生活的概念和方式应该是多元化和非常丰富的，绝不仅仅是吃饱和穿暖的问题，更何况即使是吃和穿也能分出很多档次和情趣。特别是在现代社会，吃和穿对生理需要的作用已经逐渐被人们淡化，而赋予了情感的、交际，甚或是政治和经济的使命。吃什么和穿什么已不再是主要的问题，而怎么吃和如何穿才被人们所重视。既然吃穿已不再是家庭生活的首要内容，而且随着经济的发展，人们的休闲时间越来越多，如何消费和享受除吃穿以外的大块时间就成为衡量一个人和一个家庭档次、情趣、氛围和幸福指数的重要依据。

每个家庭成员的言行、人格，带给其他人的感觉和留给其他人的印象，将直接影响着全家每个人的幸福指数。其中亲和力强的、吻合度高的家庭成员必然容易为其他家庭成员所喜欢和接受。除了自己培养和天生就有这样的家庭成员，还可以通过婚姻的方式相互交流。因此，着手培养具备这种能力的家庭成员势在必行。最好的办法就是在现有的学校开设这样的专业，或直接开办这样的专科学校，编制有关的教材并聘请这方面的专业人才做教师，目的就是培养出一批在家庭生活中样样都能拿得起放得下的“能人”。

一般情况下，普通家庭可以先让孩子按部就班地系统学完

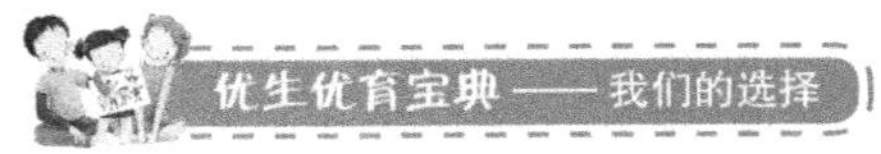

九年制义务教育的课程，就可以考虑对其进行生活能力的培养了。具体的操作和运行方法就是根据自身所处的社会环境和人文环境的需求，以及家庭本身的承受能力，找到能喜欢和胜任的学习内容，制定一个为期3～5年的学习计划。然后找到有关的学校和老师，把自身的需求与老师交流，经过协商确定孩子的学习时间、方式和代价，逐步完成所制定的计划。